Sabine Pauli / Christine Paul

Ergotherapie bei Gesichtsfeldausfällen

Das Praxisbuch zur visuellen Rehabilitation

Sabine Pauli / Christine Paul

Ergotherapie bei Gesichtsfeldausfällen

Das Praxisbuch zur visuellen Rehabilitation

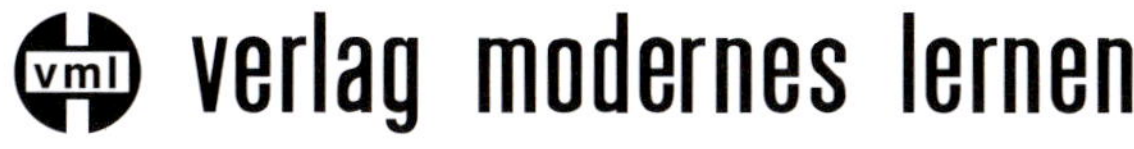

Dank an unsere Helfer in „besonderen Angelegenheiten“:

Sara Straub

Dr. Roland Straub

Dr. Stefan Hart

Unser Buch-Shop im Internet
www.verlag-modernes-lernen.de

Externe Links
Der Verlag weist ausdrücklich darauf hin, dass eventuell im Text enthaltene externe Links vom Verlag nur bis zum Zeitpunkt der Buchveröffentlichung eingesehen werden konnten. Auf spätere Veränderungen hat der Verlag keinerlei Einfluss. Eine Haftung des Verlages ist daher ausgeschlossen

Die Arbeitsblätter und die Bögen zur mehrmaligen Verwendung stehen Ihnen unter folgendem Link als Download zu Verfügung:
https://www.verlag-modernes-lernen.de/permalink/v1618

Die betreffenden Seiten sind mit dem Logo 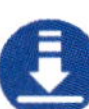 in der Fußzeile jeder Seite markiert.

(Bitte Datei komplett auf Ihren Rechner herunterladen!)

Fotos: Ernst Fesseler

Gesamtherstellung in Deutschland: Löer Druck GmbH, Dortmund

2., durchgesehene Aufl. 2023

Bestell-Nr. 1618 ISBN 978-3-8080-0933-8

Inhalt

1. Einführung 7

2. Arbeitsfeld Ergotherapie 8

3. Arbeitsfeld Orthoptik und Neuro-Orthoptik 10

3.1 Überblick über Diagnostik und Therapieangebot in der Orthoptik 11

4. Das Auge und wie wir sehen 12

4.1 Anatomie des Auges 12

4.2 Physiologie des Sehens und das normale Gesichtsfeld 15

5. Erworbene zerebrale Sehstörungen 16

5.1 Gesichtsfeldausfall / wie das Gesichtsfeld geprüft wird 16

5.2 Doppeltsehen 22

5.3 Sehverschlechterung 23

5.4 Grundwissen klinische Neuropsychologie 23

5.5 Der visuelle Neglect 24

5.6 Differenzierung Hemianopsie nach links
und visueller Neglect nach links 24

6. Bedeutung der Augengesundheit/Brillen 28

7. Interdisziplinäre Zusammenarbeit 29

7.1 Zusammenarbeit mit dem Augenarzt 29

7.2 Zusammenarbeit mit dem Neurologen/Neuropsychologen 29

7.3 Zusammenarbeit mit dem Hausarzt 30

7.4 Zusammenarbeit Augenarzt/OrthoptistIn 30

7.5 Zusammenarbeit ErgotherapeutIn/OrthoptistIn 30

8. Besonderheiten der visuellen Rehabilitation 32

8.1 Vorgehensweise in der Therapie 32

8.2 Verhalten des Patienten 33

8.3 Sehen im Alter 34

8.4 Prämorbide Persönlichkeit des Patienten 35

9. Information und Beratung Patient/Umfeld 36

9.1 Information und Beratung in der Ergotherapie
Infoblatt für Patienten und Angehörige 36

9.2 Information und Beratung in der Orthoptik 38

9.3 Anamnese 38

9.4 Fragebogen zur Anamnese
Formular Entbindung von der Schweigepflicht 39

9.5 Hinweise zur Unterstützung im Alltag und in der Therapie 43

9.6 Das Lesegesichtsfeld
Wie Gesichtsfeldausfälle die Lesekompetenz beeinträchtigen 44

10. Ergotherapeutische Übungen / Eigenübungen
RVKT (RAVENSBURGER VISUELLES KOMPENSATIONSTRAINING) **46**

10.1 Einführung 46

10.2 Kompensationstraining / Sakkadentraining 47

10.3 Übungen ohne Material 48

10.4 Übungen mit Material 53

10.5 Arbeiten mit Wortkarten 57

10.6 Räumlich-konstruktive Übungen 73

11. Übungsblätter / Suchübungen **77**

11.1 Musterreihen suchen 78

11.2 Zahlen ausstreichen 84

11.3 Zahlen verbinden 92

11.4 Jahreszahlen in fortlaufenden Zahlenschlangen suchen 101

11.5 Vorgegebene Zahlen in fortlaufenden Zahlenschlangen suchen 105

11.6 Buchstaben ausstreichen 112

11.7 Buchstaben / Buchstabenverbindungen suchen 120

11.8 Lesewörter senkrecht 127

11.9 Wörter in fortlaufenden Buchstabenschlangen suchen 134

11.10 Buchstabenkombinationen suchen / Aufgabenkarten 141

11.12 Satzteile zusammensetzen / abschreiben 156

11.13 Lückensätze ergänzen 161

11.14 Lesetexte 166

11.15 Bandwurmtexte 177

11.16 Erschwerte Lesetexte 181

12. Einsatz käuflicher Materialien und Spiele **186**

13. Übungen mit dem PC / Beamer **187**

14. Häusliche Übungen / Dokumentation **187**

Literaturempfehlung **191**

1. Einführung

In diesem Praxisbuch für ErgotherapeutInnen geht es um die Behandlung von PatientInnen mit Gesichtsfeldausfällen.

Der „Indikationskatalog Ergotherapie“ beinhaltet in der Leistungsbeschreibung die Therapie von PatientInnen mit zerebralen Sehstörungen, speziell mit Gesichtsfeldausfällen.

Lerninhalte über Gesichtsfeldausfälle sowie erworbene zerebrale Sehstörungen und Therapiemethoden werden in der Ausbildung der ErgotherapeutInnen zwar vermittelt, jedoch reicht das erworbene Wissen examinierter ErgotherapeutInnen häufig nicht aus, um diese Behandlungen zielgerichtet durchzuführen. Um sich auf dieses Arbeitsgebiet zu spezialisieren, bedarf es einer intensiven Beschäftigung mit den funktionellen Zusammenhängen des Sehens sowie mit zerebralen Sehstörungen und deren Auswirkungen auf die betroffenen Menschen.

Auch bei den examinierten OrthoptistInnen, deren Spezialgebiet die visuelle Rehabilitation zerebraler Sehstörungen ist, verhält es sich ähnlich. Sie müssen ihr Wissen mit einer nebenberuflichen neuro-orthoptischen Weiterbildung vertiefen, die sich über mehrere Module erstreckt und keineswegs nur die Gesichtsfeldausfälle berücksichtigt, sondern eine Vielfalt möglicher visuell-zerebraler Verlustdiagnosen und deren Behandlung beinhaltet.

Leider ist es in beiden Berufsgruppen eine eher kleine Minderheit, die sich diesem therapeutischen Schwerpunkt widmet. Dies hat zur Folge, dass die betroffenen PatientInnen oft verzweifelt und teilweise erfolglos nach zielgerichteter visueller Rehabilitation suchen.

Damit sich diese Situation verbessert, ist es wichtig, dass sich nicht nur OrthoptistInnen, sondern auch ErgotherapeutInnen mit ihrem vertieften Wissen und ihren vielfältigen therapeutischen Möglichkeiten einbringen.

Zum Wohle der betroffenen PatientInnen in den Einrichtungen für Anschlussheilbehandlungen, in den Reha-Kliniken mit dem Schwerpunkt Schlaganfall und in den freien Praxen, möchten wir den dort arbeitenden TherapeutInnen ein Rüstzeug an die Hand geben, um zielgerichtet therapeutisch handeln zu können.

Aus diesen Gründen und durch die jahrzehntelange intensive Zusammenarbeit entstand die Idee zu einer fundierten Therapieanleitung sowie einer Zusammenstellung von Übungsideen und Arbeitsmaterialien für die Ergotherapie. Mit den von uns erstellten Übungsideen und Arbeitsmaterialien, dem **RVKT** (RAVENSBURGER VISUELLES KOMPENSATIONSTRAINING), ist eine sehr zielgerichtete Behandlung möglich.

Mit dem **RVKT** lassen sich häufig erstaunliche Fortschritte erzielen, um den Betroffenen jeden Alters die Rückkehr zu einem qualitativ besseren Leben zu ermöglichen. Die PatientInnen erlernen Kompensationsstrategien, damit die Einschränkungen im Alltag, die durch den Gesichtsfeldausfall entstanden sind, weitgehend überwunden werden. Auch die Lesefähigkeit lässt sich damit wiederherstellen oder verbessern und die anfangs bestehende Unfall- und Sturzgefahr deutlich vermindern.

Hinweise:

- **Es ist wichtig, den Theorieteil des Buches genau zu lesen**, um die praktischen Übungen zielgerichtet einsetzen zu können.
- Aus Gründen der Lesbarkeit wurde überwiegend auf die weibliche/männliche Schreibweise verzichtet.
- Die Texte sind teilweise in Kurzform gehalten, um eine leichtere Übersicht zu ermöglichen.
- Die Autorinnen haften nicht für Schäden, die durch die unsachgemäße Anwendung der Übungen entstehen.

2. Arbeitsfeld Ergotherapie

In der neurologischen Rehabilitation kommt die Ergotherapie in vielfältiger Weise zum Einsatz.

Bei Schädigungen des Sehens und des Gesichtsfeldes, die zu Beeinträchtigungen der Selbstversorgung und Teilhabe führen, lassen sich durch ergotherapeutische Maßnahmen krankheitsbedingte Schädigungen erheblich mildern, und die Betroffenen werden beim Erlernen von Kompensationsstrategien unterstützt.

Laut der Leistungsbeschreibung im „Indikationskatalog Ergotherapie" wird die Ergotherapie bei erworbenen zerebralen Sehstörungen vorwiegend im Rahmen einer ***sensomotorisch-perzeptiven Behandlung*** durchgeführt.

Liegen durch die zerebrale Schädigung weitere Beeinträchtigungen, wie beispielsweise der mentalen Funktionen wie Aufmerksamkeit oder Gedächtnis, sowie der Wahrnehmungsverarbeitung, z. B. der räumlich-visuellen Wahrnehmung vor, wird die zerebrale Sehstörung im Rahmen einer umfassenden ***psychisch-funktionellen Behandlung als neuropsychologisch orientierte Behandlung*** durchgeführt.

Ergotherapie kann von Haus- und Fachärzten, besonders aber auch von Augenärzten, bei Schädigungen von Körperfunktionen und Strukturen verordnet werden, die zu Störungen der visuellen, der räumlich-visuellen und der visuell-konstruktiven Wahrnehmung mit und ohne Neglect führen; weiterhin bei Schädigungen der Sehfunktionen, z. B. das Gesichtsfeld betreffend, wodurch es zu Beeinträchtigungen von Aktivitäten, Selbstversorgung und Teilhabe kommt.

Die angestrebte Wirkung der Therapie ist die

- Wiederherstellung/Verbesserung von Sinnesfunktionen
- Wiederherstellung/Verbesserung von Funktionen des Gesichtsfeldes
- Wiederherstellung/Verbesserung von Funktionen der Wahrnehmung (z. B. visuell, räumlich-konstruktiv)

Therapeutische Ziele sind

- Entwicklung, Wiederherstellung und Erhalt von Alltags- und Handlungskompetenz zur Bewältigung allgemeiner Aufgaben und Anforderungen
- Erlernen von Kompensationsstrategien, ggf. unter Berücksichtigung vorhandener Hilfsmittel und Adaptionen des Lebensumfeldes
- Selbstbestimmte Lebensgestaltung

Zur ambulanten Versorgung ist in den Heilmittelrichtlinien festgelegt, welche Heilmittel entsprechend der Indikationen von Ärzten verordnet werden können.

Für die Ergotherapie bestehen klar definierte ergotherapeutische Indikationen im Heilmittelkatalog und es steht ein Verordnungsblatt zur Verfügung (Heilmittelverordnung 13), das von Vertretern der Ärzteschaft und den Krankenkassen erstellt und immer wieder überarbeitet wird.

Um die Zusammenarbeit zwischen den verordnenden Ärzten, OrthoptistInnen und ErgotherapeutInnen zu erleichtern, ist der „Indikationskatalog Ergotherapie" hilfreich, um einen umfassenden Überblick über die Möglichkeiten der Ergotherapie zu bekommen.

Auf Grundlage der ärztlichen Verordnung, der orthoptischen Diagnostik und der Arzt- bzw. Therapieberichte, lassen sich zusammen mit dem Patienten und ggf. den Angehörigen, Therapieziele konkret definieren und ein Therapieplan erstellen.

Im Verlauf der Therapie werden die Fortschritte erfasst und die Ziele den noch bestehenden Betätigungsproblemen angepasst.

(Quelle: Indikationskatalog Ergotherapie, Schulz-Kirchner Verlag)

Weitere Grundlagen der Ergotherapie

Um die Therapie effizient zu gestalten und den individuellen Bedürfnissen und Zielen des einzelnen Patienten gerecht zu werden, ist die Anwendung ergotherapeutischer Modelle und der damit zusammenhängenden Assessments hilfreich.

Ebenso ist es sinnvoll, sich mit der ICF (International Classification of Functioning, Disability and Health der WHO) vertraut zu machen.

Hiermit kann das Verständnis funktionaler Probleme durch Einbeziehung des gesamten Lebenshintergrundes der betroffenen Patienten geklärt werden.
Weiterhin kann die Kommunikation zwischen den verschiednen Bereichen der Medizin, der Therapie und Beratung durch ein einheitliches Vokabular unterstützt werden.
Die deutsche Fassung der ICF wurde vom Deutschen Institut für medizinische Dokumentation und Information (DIMDI) herausgegeben und ist über DIMDI oder den Buchhandel erhältlich, kann aber auch unter www.dimdi.de heruntergeladen werden.

3. Arbeitsfeld Orthoptik und Neuro-Orthoptik

Orthoptik

Die Orthoptik ist ein Spezialgebiet in der Augenheilkunde. Der staatlich anerkannte Beruf der OrthoptistIn gehört zur Gruppe der Fachberufe im Gesundheitswesen.

OrthoptistInnen arbeiten pflichtgemäß und eng verknüpft mit Augenärzten, aber ebenso mit Kinderfachärzten und Neurologen zusammen. Interdisziplinär ist die Orthoptik eng verbunden mit der Ergotherapie, nicht nur in der Therapie zerebraler Sehstörungen Erwachsener, sondern unter anderem auch auf dem großen Feld der Kinderorthoptik mit dem umfangreichen Gebiet der Schiel- und Schwachsichtigkeitsbehandlung.

OrthoptistInnen arbeiten in **orthoptischen Einrichtungen.** Diese befinden sich in Augenarztpraxen, Augenkliniken, Kinderarztpraxen, Frühförderstellen, Einrichtungen für Sehbehinderte sowie in neurologischen Kliniken und neurologischen Rehabilitationskliniken. Behandelt werden Patienten aller Altersgruppen.

Die **Orthoptik** befasst sich mit der Prävention (Verhütung), Diagnostik (Erkennung) und Behandlung (Therapie) von folgenden Störungen:

- Schielerkrankungen (Strabismus)
- Störungen des ein- und beidäugigen Sehens (u. a. Doppelbildstörungen)
- Sehschwächen / Schielschwachsichtigkeit
- Nystagmus (Augenzittern)
- Augenmuskelparesen (Lähmungen der Augenmuskeln)
- Zerebralen Sehstörungen

Neuro-Orthoptik

Das Arbeitsgebiet der **Neuro-Orthoptik** erfordert eine berufsbegleitende Weiterbildung der OrthoptistInnen, die in regelmäßigen Abständen vom BOD (Berufsverband Orthoptik Deutschland) angeboten wird.

Inhalt der Weiterbildung ist die Vertiefung theoretischer Hintergründe neurologischer Erkrankungen, zerebraler Sehstörungen, von Schädigungen und speziellen Diagnostikverfahren sowie das gesamte Gebiet der Therapie- und Rehabilitationsmöglichkeiten.

Partner in der neuro-orthoptischen Rehabilitation sind: Augenärzte, Neurologen, Hausärzte, Ergotherapeuten, Physiotherapeuten, Logopäden, Psychologen, Kranken- und Gesundheitspfleger, Sozialarbeiter u.a.

Die OrthoptistIn / Neuro-OrthoptistIn diagnostiziert und behandelt Patienten, die eine der folgenden Hirnschädigungen erlitten haben:

- Schädel-Hirn-Traumen aller Schweregrade
- Hirninfarkte / Hirnblutungen
- Subarachnoidalblutung (SAB)
- Zustand nach Hirntumoroperationen
- Zerebrale Hypoxie (temporärer Sauerstoffmangel)

In Folge der Hirnläsionen können verschiedene Seh- und Wahrnehmungsstörungen auftreten:

- Gesichtsfeldausfälle
- Sehverschlechterungen
- Doppelbilder
- Erkennungs- und Wahrnehmungsstörungen

- Weitere mögliche visuelle Störungen
- Neuropsychologische Syndrome

OrthoptistInnen / Neuro-OrthoptistInnen führen auch die Diagnostik, Beratung und Hilfsmittelempfehlung bei folgenden neurologischen Erkrankungen durch:

- Myasthenie
- Demyelinisierende Erkrankungen (z. B. Multiple Sklerose)
- Morbus Parkinson
- Hirnatrophie
- Hirnsklerose
- Demenz
- u.a.

3.1 Überblick über Diagnostik und Therapieangebot in der Orthoptik

Nach der augenfachärztlichen Untersuchung auf Organgesundheit der Augen und Prüfung der vorhandenen Brillen, bzw. Neuverordnung einer Brille, ist eine neuro-orthoptische Diagnostik durchzuführen und zu entscheiden, ob sich eine neuro-orthoptische visuelle Rehabilitation zur Besserung der Sehprobleme durchführen lässt.

Die Orthoptik hat für sogenannte erworbene zerebrale Sehstörungen spezielle Behandlungskonzepte, z. B. das **Reha-Sehtraining nach Paul** und weitere Behandlungsverfahren.

Das Reha-Sehtraining nach Paul ist ein Übungsprogramm speziell für OrthoptistInnen. Damit kann durch visuelle Stimulation und visuelles Mobilisieren eine Verbesserung von Sehqualität und -quantität erreicht werden. Im Reha-Sehtraining wird die visuelle Stimulation aufbauend und regelmäßig über einen festgelegten Zeitraum durchgeführt. Ebenso gibt es zur Übung für die orthoptische Rehabilitation spezielle Computerprogramme (siehe Kapitel 13).

Die Anschriften von orthoptischen Einrichtungen und Augenarztpraxen, die neuro-orthoptische Behandlungen durchführen, können beim Berufsverband Orthoptik Deutschland e. V., Gminderstr.22, 72762 Reutlingen, bod@OrthoptistInnen.de erfragt werden.

Mit speziellen Therapie- und Übungsprogrammen lässt sich das Ausmaß der zerebralen Sehstörung oft mildern oder die Patienten erlernen entsprechende Strategien im Umgang mit ihrer Einschränkung.

Das gilt für das Doppeltsehen, Sehverschlechterungen aller Art und auch für Gesichtsfeldausfälle.

Das wichtigste Ziel der visuellen Rehabilitation ist, die Lesefähigkeit und Orientierungsfähigkeit zurückzugewinnen.

Die **gestörte Zusammenarbeit beider Augen** (Doppelbildstörung) kann orthoptisch gut behandelt werden. Es gibt Therapien mit Prismenfolien oder -gläsern und entsprechende Anpassungsübungen.

Sehverschlechterungen, die sich mit der regulären Brille nicht korrigieren lassen, können mit sogenannten vergrößernden Sehhilfen verbessert werden. Eine spezielle Ermittlung und ein Akzeptanztraining ist dafür unabdingbar, damit der Umgang erlernt wird (dies bedeutet beispielweise Einsatzmöglichkeiten zu vermitteln, Leseabstand zu klären, usw.). Innerhalb der Orthoptik gibt es für diesen Patientenkreis eine Spezialisierung namens LOW VISION.

4. Das Auge und wie wir sehen

Das Auge ist unser Hauptsinnesorgan. Bei Dysfunktion sind alle nachrangig ablaufenden Wahrnehmungs-, Orientierungs- und Lernprozesse beeinträchtigt.

Für das Verständnis von Sehstörungen, Augenerkrankungen und Sehverlusten, ist die Kenntnis über die Anatomie der Augen und der Physiologie des Sehens unverzichtbar.

4.1 Anatomie des Auges

Augapfel

Der Augapfel (lat. Bulbus = „Zwiebel") liegt in der trichterförmigen knöchernen Augenhöhle, der Orbita. Er hat eine Länge von ca. 2,4 cm (Abb. 1).

Der Augapfel besteht aus den folgenden drei Schichten:

1. Der äußeren, derben Hüll- und Stützschicht, bestehend aus Lederhaut (Sklera) und Hornhaut (Cornea).
2. Der mittleren Schicht (Gefäßhaut), bestehend aus Aderhaut (Chorioidea), Regenbogenhaut (Iris) und Ziliarkörper.
   Die mittlere Schicht enthält ebenfalls die Augenlinse.
3. Der inneren Sinnesschicht, der Netzhaut (Retina).

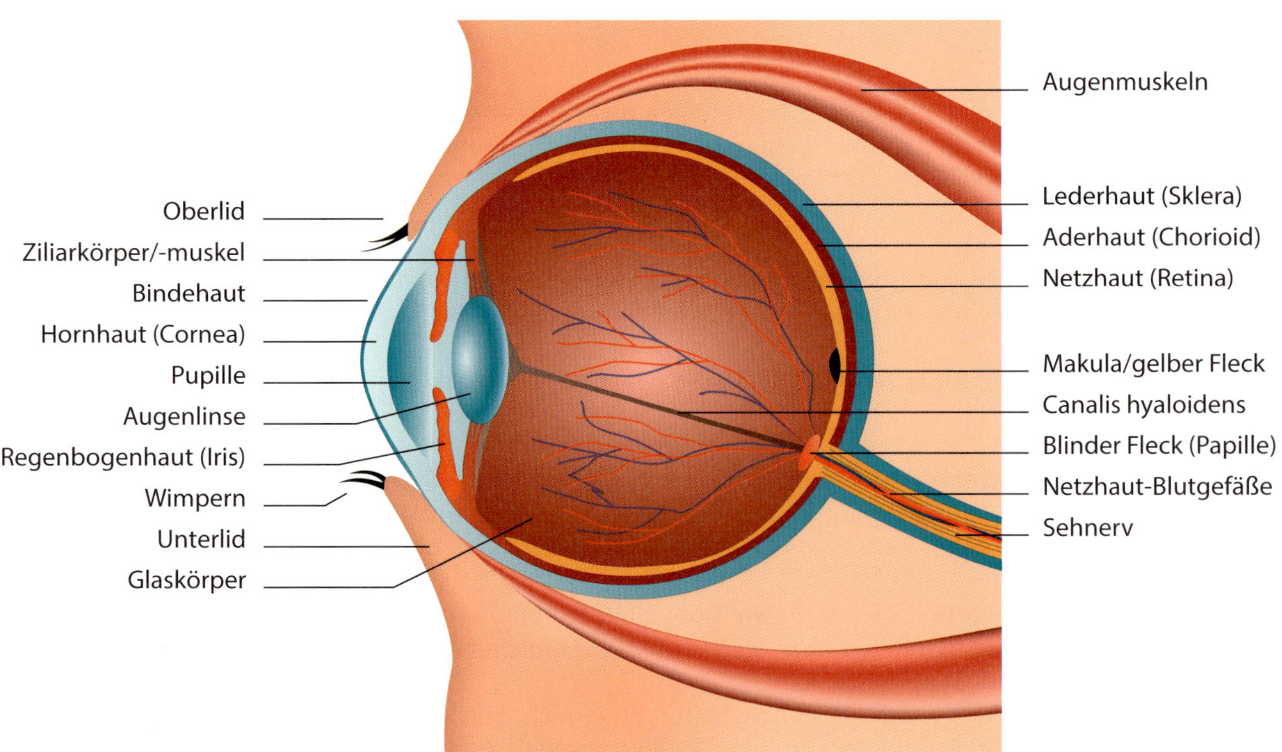

Abb. 1: Anatomie des Auges (nach © bilderzwerg – Adobe Stock)

1. Die äußere Schicht

- Die **Lederhaut** ist die weiße, derbe, bindegewebige Hülle des Augapfels.
  Sie dient der Stabilität und dem Schutz des Auges und umgibt nahezu den gesamten Augapfel. Im vorderen Anteil geht sie in ein rundes Fenster aus durchsichtigem Gewebe in die Hornhaut (Cornea) über.
- Die **Hornhaut** ist das „Sehfenster" des Auges. Zur Abbildung eines scharfen Bildes auf der Netzhaut ist eine Krümmung der Hornhaut und eine völlige Klarheit und Durchsichtigkeit erforderlich.
- Die Lederhaut ist in ihrem vorderen Abschnitt von einer gefäßreichen Schleimhaut bedeckt, der **Bindehaut** (lat. Conjunctiva), dem weißen, sichtbaren Teil des Auges.

2. Die mittlere Schicht

- Die **Aderhaut** liegt den rückwärtigen zwei Dritteln der Lederhaut an. Ihre Blutgefäße versorgen über ein kapillares Maschennetz die innere Sinnesschicht, die Netzhaut.
- Der vordere sichtbare Teil, die **Regenbogenhaut** (lat. Iris), bildet unsere Augenfarbe. Die **Iris** lässt eine Öffnung frei – die Pupille, die durch zwei in der Iris liegende Muskeln eng und weit gestellt werden kann. Diese optische Blende erfüllt folgende Funktionen:

  - **Dunkelheit** = Weitstellung = Lichtausbeute
  - **Helligkeit** = Engstellung = Lichtschutz

- Der **Ziliarkörper** schließt sich der Iris an. Seine Zotten bilden das Kammerwasser für die vordere und hintere Augenkammer und beinhalten auch den Kammerwasserabfluss. Sein ringförmiger Muskel (= Ziliarmuskel) beeinflusst die Form der Augenlinse bei deren Einstellung auf Ferne und Nähe.
- Die mittlere Schicht des Auges beinhaltet ebenfalls die **Augenlinse**. Sie liegt unmittelbar hinter der Pupille, ist hochdurchsichtig und elastisch. Durch Zonulafasern ist sie mit dem Ziliarmuskel verbunden; dadurch kann sich die Augenlinse jeweils für Ferne und Nähe gestaltmäßig so verändern, dass ein unproblematisches Sehen auf verschiedene Entfernungen möglich ist (lat. Akkommodation = Anpassung).

3. Die innere Schicht

Die **Netzhaut** liegt als lichtempfindliche Schicht der Aderhaut auf. Sie reicht im vorderen Abschnitt bis zur Höhe des Ziliarkörpers und ist dort mit ihrer Unterlage verwachsen.

Aus der Orbita (Augenhöhle) tritt der Sehnerv durch die Lederhaut in die Netzhaut ein und breitet im Augeninneren ein Netz von unzähligen Nervenfasern aus.
Schläfenwärts des Sehnerveneintritts, am hinteren Augenpol, befindet sich die Stelle des schärfsten Sehens = **gelber Fleck** (Makula lutea). Es ist ein kreisrunder Fleck in der Netzhaut, an dem die höchste Dichte an Sinneszellen vorliegt. Die namensgebende Farbe kommt durch die hohe Konzentration der Nervenzellen mit carotinähnlichen Pigmenten in der Netzhaut zustande.

Fixiert man mit dem Auge ein Objekt, wird dieses Bild durch die Linse des Auges genau in den Bereich des gelben Fleckes geworfen, und dort scharf erkannt.

Die Blutversorgung der Netzhaut bezeichnet man auch als Doppelernährung. Die äußere Schicht der Netzhaut wird über Blutgefäße der Aderhaut versorgt. Die Netzhautarterie (A. centralis retinae) als Hauptversorger tritt durch eine gemeinsame Öffnung mit dem Sehnerv von hinten in die Augenhöhle ein. Die venöse Blutentsorgung erfolgt über die Augenvenen.

In den tieferen Schichten der Netzhaut liegen Sinneszellen, die Stäbchen und Zapfen, mit folgenden Funktionen:

- **Stäbchen** = hell/dunkel = Lichtanpassung (Adaption)
- **Zapfen** = Farberkennung/Farbempfinden

Der Sehnerv

Am hinteren Augenpol befindet sich der Ein- und Austritt des **Sehnervs** (nervus opticus). Dieser tritt nach Verlassen der knöchernen Augenhöhle in das Gehirn ein und leitet die von der Netzhaut aufgenommenen Impulse über die Sehbahn dem Gehirn zu. Mit dem Sehnerv verlaufen eine blutversorgende Arterie und eine blutableitende Vene (Netzhaut-Blutgefäße). Der Ein- und Austritt des Sehnervs wird als **Papille** bezeichnet. Bei Erhöhung des Hirndrucks kommt es zu einer sogenannten Stauungspapille (= STP), da sich Hirndruck an dieser „weichen" Stelle entlädt.

4. Räume im Augeninneren

- **Vordere Augenkammer** = Hornhautrückfläche bis Iris
- **Hintere Augenkammer** = hinteres Irisblatt bis Linsenvorderfläche
- **Winkel Hornhaut – Lederhaut – Iris** = Kammerwinkel: Abfluss des Kammerwassers durch den **Schlemm'schen Kanal**
- **Glaskörper** = Linsenrückfläche bis zum hinteren Augenpol, angefüllt mit geleeartiger, durchsichtiger Füllmasse zum Erhalt der Formstabilität

In der vorderen und hinteren Augenkammer befindet sich das Kammerwasser zur Ernährung des Auges und ebenfalls zum Erhalt der Formstabilität.

5. Anhangs-Organe des Auges

Pro Auge gibt es **sechs Augenmuskeln** für alle Zugrichtungen, vier gerade und zwei schräge. Diese entspringen der Orbita (knöcherne Augenhöhle) und setzen an der festen Lederhaut an. Sie bewegen das Auge in alle notwendigen Richtungen. Dabei arbeiten beide Augen im Idealfall fusioniert und koordiniert. Bei Störungen kann latentes oder sichtbares Schielen entstehen.

Die **Augenlider** schützen die Augen vor Austrocknung und Gefahren. Sie besitzen drei sinnvolle Arbeitsweisen:

- Willkürlich = Augen schließen
- Unwillkürlich = Schlaf
- Reflektorisch = Gefahr

Die **Tränenorgane** bestehen aus folgenden drei Teilen:

- Tränendrüse
- Tränenwege
- Tränensack

Die Tränen werden in der Tränendrüse gebildet. Diese liegt zur Hälfte unter dem äußeren, oberen Augenbrauenbogen, die andere Hälfte unter der äußeren, oberen Bindehaut. Die Tränen werden im Auge durch Blinzeln verwischt, durch das Tränenpünktchen abgeleitet und füllen zunächst den Tränensack auf. Überschuss wird durch die Tränenwege in die Nase abgeleitet.

6. Nervöse Versorgung

Die äußeren und inneren Augenmuskeln werden von folgenden Gehirnnerven innerviert:

- Nervus Abducens (VI. Hirnnerv)
- Nervus Oculomotorius (III. Hirnnerv), dieser innerviert vier der sechs Augenmuskeln und den Lidheber)
- Nervus Trochlearis (IV. Hirnnerv)

Die Weiterleitung der Sinnesreize (Ableitung) aus den berührungsempfindlichen Teilen (Hornhaut, Lider, Bindehaut) erfolgt über den Nervus trigeminus (V. Hirnnerv).

4.2 Physiologie des Sehens und das normale Gesichtsfeld

Die Bilder in unserem Auge entstehen ähnlich den Bildern aus einer Fotokamera. Das Auge hat eine Linse, durch die das Bild wie auf einen Film auf die Netzhaut fällt. Hier endet aber bereits der Vergleich. Während die Kamera das Bild aufgenommen und damit ihren Zweck erfüllt hat, beginnt bei den Augen erst das Erkennen und Verarbeiten. Dies ist ein sehr komplexer Seh- und Wahrnehmungsprozess.

Alles in unserer Umgebung muss erkannt, bewertet, nach Dringlichkeit und persönlicher Erfahrung geordnet und sortiert werden. Das einfallende Licht und mit ihm alle Objekte der Umgebung werden auf der Netzhaut in elektrische Impulse umgewandelt. Diese Masse an elektrischer Information durchläuft nacheinander mehrere Verarbeitungsstufen und wird dabei immer komplexer und aussagekräftiger wahrgenommen. Spezialisierte Hirnareale übernehmen die entsprechende Verarbeitung.

Zunächst einmal fällt das Licht, bzw. das „Bild" durch die Pupille in das Auge und wird gleich von Hornhaut, Linse und Glaskörper „gebrochen", das heißt gebündelt und verkleinert, und dieses verkleinerte Bild bildet sich umgekehrt auf der Netzhaut ab. Photorezeptoren in der Netzhaut reagieren auf das Licht und schicken Signale über dünnste Nervenfasern zum Sehnerv, der von der Augenrückwand zum Gehirn führt. Die Bildinformationen werden an das Gehirn weitergeleitet.

Bevor sie aber in der Sehrinde am hinteren Schädel ankommen, haben sie einen langen Weg durch das Gehirn hinter sich. Der Sehnerv zieht vom hinteren Augenpol in leicht geschlängelter Form durch die knöcherne Augenhöhle weiter zur Sehnervenkreuzung. Hier überkreuzen sich teilweise die Fasern von linkem und rechtem Auge. Jede Gehirnhälfte erhält also Informationen aus beiden Augen. Vom Tractus opticus, der Sehbahn, ziehen sie zum seitlichen Kniehöcker des Zwischenhirns. Die Fasern aus allen Schichten bilden ein breites Band, die Sehstrahlung, und ziehen zum visuellen Cortex, der Sehrinde im Hinterhaupt. Dort liegen etwa 500 Millionen Nervenzellen, die für das Sehen und Erkennen zuständig sind.

Schädigungen der Sehbahn führen zu unterschiedlichen Ausfällen des Gesichtsfeldes. Deshalb wird zur Diagnostik einer Sehbahnläsion das Gesichtsfeld untersucht. Schädigungen der Sehbahn können verschiedene Ursachen haben. Dabei kommt es entweder zu einer Sauerstoffmangelversorgung mit Blut oder durch Einblutung zu einem zu starken Druck auf die Sehbahn. Je nachdem, in welchen Bereichen der Sehbahn eine solche Schädigung auftritt, kann es zu den unterschiedlichsten Ausfällen im Gesichtsfeld der Betroffenen kommen.

Das normale Gesichtsfeld

Definition: Das Gesichtsfeld stellt den Gesamtbereich dar, in dem ohne Zuhilfenahme von Augenbewegungen visuelle Wahrnehmung möglich ist. Es ist der Wahrnehmungsbereich des Sehsystems.

Das Gesichtsfeld beschreibt in etwa die Form einer Ellipse, die Fovea Centralis. Als Ort des schärfsten Sehens, liegt sie leicht nach nasal verschoben. Das Gesichtsfeld wird auf dieser Seite durch die in den Strahlengang hineinragende Nase eingeengt.

Unterschieden werden die monokularen (einäugigen) Gesichtsfelder des linken und rechten Auges und das binokulare (beidäugige) Gesichtsfeld beider Augen. Ein Erwachsener hat binokular horizontal ein maximales Gesichtsfeld von rund 180 Grad, vertikal von ca. 60 Grad nach oben und von 70 Grad nach unten.

5. Erworbene zerebrale Sehstörungen

In Deutschland erleiden pro Jahr etwa 500.000 Menschen eine Schädigung des Gehirns durch Erkrankung oder Unfall. Davon sind ca. 250.000 Menschen Schlaganfallpatienten.

Der Schlaganfall ist die häufigste Ursache für eine erworbene Behinderung, und in etwa 40 Prozent der Fälle ist die Sehfähigkeit betroffen.

Man spricht dann von **zerebraler Sehstörung** (vom Gehirn ausgehende Störung des Sehens).

Im Wettbewerb unserer Sinne liegt das Sehen ganz vorne. Auf keinem anderen Weg kann sich das Gehirn so viel Einsicht und Überblick verschaffen, wie mit den Augen.

80 Prozent unserer aufgenommenen Informationen gehen über die Augen, und dabei werden bis zu 15 Bilder pro Sekunde differenziert.

Auf dem Weg der Bildverarbeitung können durch eine Schädigung des Gehirns die unterschiedlichsten Sehstörungen auftreten. Ob und vor allem wie sich eine Hirnläsion auswirkt, hängt davon ab, welcher Teil der Sehbahn im Gehirn geschädigt ist – Sehnerv, Sehstrahlung oder Sehzentren.

Der Weg der Bilder durch das Gehirn

Die Informationen, die über das Auge aufgenommen werden, gelangen durch den Sehnerv über Nervenverbindungen in den Hinterhauptlappen (Occipitallappen). Er liegt im hinteren Teil des Gehirns und beherbergt das primäre und sekundäre Sehzentrum.

Im primären Sehzentrum findet das eigentliche Erkennen statt, also der Empfang der optischen Reize. Diese werden dann vom sekundären Sehzentrum interpretiert – so werden Farben, Formen, Proportionen und Muster erkannt.

Alle Informationen werden anschließend in andere Bereiche des Großhirns weitergeleitet und mit früheren Erfahrungen, Erinnerungen und Gefühlen verknüpft. Auf diese Weise kann der Mensch bekannte Objekte, Orte und Personen identifizieren, aber auch neue Eindrücke verarbeiten.

5.1 Gesichtsfeldausfall / wie das Gesichtsfeld geprüft wird

Das intakte Gesichtsfeld ist für den augengesunden Menschen nicht bewusste Normalität!

Unsere winzige Netzhautmitte (Makula) wird auf alles, was wir scharf sehen wollen, eingestellt. Dass aber gleichzeitig ringsherum ein großes Feld – das Gesichtsfeld – wahrgenommen wird, ist uns als „natürlicher Sehkomfort“ nicht bewusst.

Schädigungen des Gehirns, wie z. B. nach Schlaganfall, können zu Ausfällen im Gesichtsfeld führen. Das bedeutet für die Betroffenen eine unter Umständen sehr schwere, behindernde Einschränkung im Sehen und Erkennen. Ohne Anleitung im Umgang mit dem Sehdefekt können Orientierung, Lesen und oft auch der Alltag nicht mehr selbständig bewältigt werden.

Formen der Gesichtsfeldausfälle

Es gibt verschiedene Arten von Gesichtsfeldausfällen, manchmal fehlt jeweils die Hälfte des Seheindrucks bei beiden Augen; dies wird **Hemianopsie** genannt.

Ist beispielsweise eine entsprechende Stelle der Sehbahn in der rechten Gehirnhälfte geschädigt, kann der Patient auf beiden Augen, links der Gesichtsmitte, nichts mehr sehen (= beidseits homonyme Hemianopsie nach links).
Gesichtsfeldausfälle können aber auch kleinere Teile des gesamten Gesichtsfeldes betreffen, etwa nur ein Viertel (**Quadrantenanopsie**) oder es fehlen im Gesichtsfeld kleinere isolierte Bereiche (**Skotome**).

Mögliche deutsche Benennung von Gesichtsfeldausfällen	
Hemianopsie	Halbseitenblindheit, Halbseitenausfall
Quadrantenanopsie	Viertelseitenblindheit, Viertelseitenausfall
Skotome	Sehuntüchtige Flecken im Gesichtsfeld
Konzentrische Einengung	Von den Außengrenzen her verkleinertes Gesichtsfeld, kleineres (Rund-)Fenster, „Röhre“

Es gibt eine Vielzahl von möglichen Gesichtsfeldausfällen, die je nach Läsionsort im Verlauf der Sehbahn zu unterschiedlichen Ausfällen führen (Abb. 2).

1. **Monokularer Gesichtsfeldausfall** (Amaurose) infolge Durchtrennung oder kompletter Kompression des Fasciculus opticus.
2. **Heteronyme binasale Hemianopsie** bei medialer Kompression des Chiasma opticum (z. B. supraselläre Tumor).
3. **Heteronyme bitemporale Hemianopsie** bei medialer Kompression des Chiasma opticum (z. B. Hypophysenadenom).
4. **Homonyme Hemianopsie**, die bei chiasmanahen Läsionen (Tractus opticus oder Corpus geniculatum laterale) häufig inkongruent ist, d. h., der Gesichtsfeldausfall für das rechte und linke Auge unterscheidet sich in Form und Größe.
5. **Homonyme Hemianopsie** bei Läsion der gesamten Sehstrahlung in ihrem gebündelten Verlauf durch die Capsula interna (z. B. A.-cerebrimedia-Infarkt).
6. **Quadrantenanopsie nach oben** bei rindennaher Läsion der Sehstrahlung unterhalb des Sulcus calcarinus oder durch Läsion der Meyerschen Schleife im Temporalpol (z. B. A.-cerebri-posterior-Infarkt).
7. **Quadratenanopsie nach unten** bei rindennaher Läsion der Sehstrahlung oberhalb des Sulcus calcarinus (z. B. durch einen parietalen Tumor).

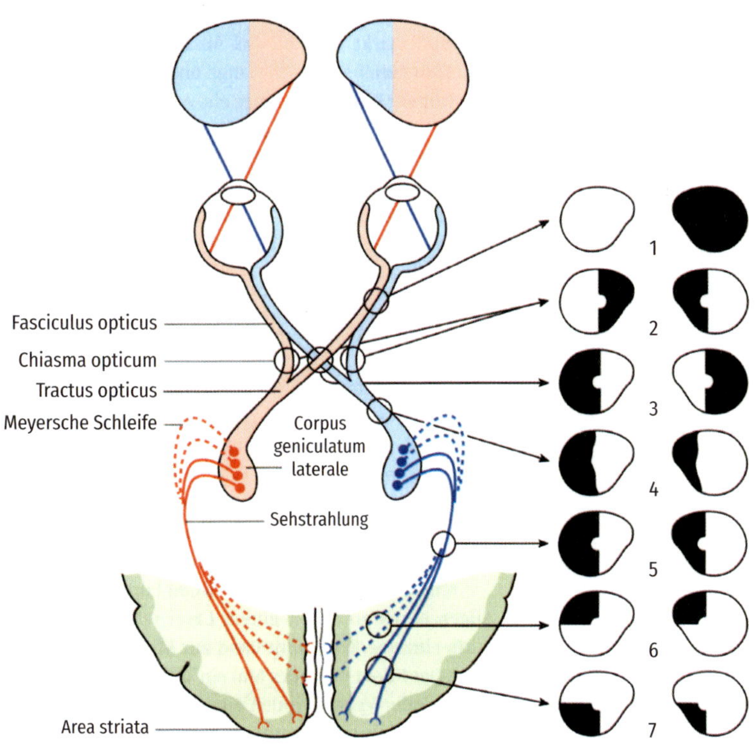

Verlauf der Sehbahn (Aufsicht) und Projektion der jeweiligen Gesichtsfeldhälften. Je nach Läsionsort im Verlauf der Sehbahn sind unterschiedliche Ausfälle zu erwarten.

Abb. 2: Formen der Hemianopsie (Aus: Füeßl/Middeke, Anamnese und klinische Untersuchung, 5. A Georg Thieme Verlag, Stuttgart 2014)

Die Aufklärung der Patienten über ihren Gesichtsfeldausfall ist für AugenärztInnen, NeurologInnen, OrthoptistInnen und ErgotherapeutInnen gleichermaßen schwierig. Hier hilft der Grundsatz: „Ein Bild sagt mehr als tausend Worte."

Erprobte Möglichkeit zum Verständnis eines Gesichtsfeldausfalls

Demonstration mit Zielscheibe

Diese Demonstration stellt keineswegs einen exakten Befund dar, verdeutlicht dem Patienten aber anschaulich sein eingeschränktes Gesichtsfeld.

Der Patient blickt konstant in die Mitte einer Zielscheibe, deren Bild er in seiner Hand hält (S. 19). Bei einer Hemianopsie nach rechts fehlt beispielsweise die rechte Hälfte der Zielscheibe, und zwar auf dem linken Auge rechts und auf dem rechten Auge rechts.

Bei einem Quadrantenausfall fehlt das obere oder untere Viertel nach links oder nach rechts, usw.

Diese Demonstration hilft auch den Angehörigen, sich in das Krankheitsbild einzudenken. Es ist sinnvoll, die abgebildete Zielscheibe zur wiederholten Nutzung zu laminieren (Vorlage 5.1).

Der Patient kann mit einem abwischbaren Stift (Fettstift) den Gesichtsfeldausfall einzeichnen.

5.1 Zielscheibe

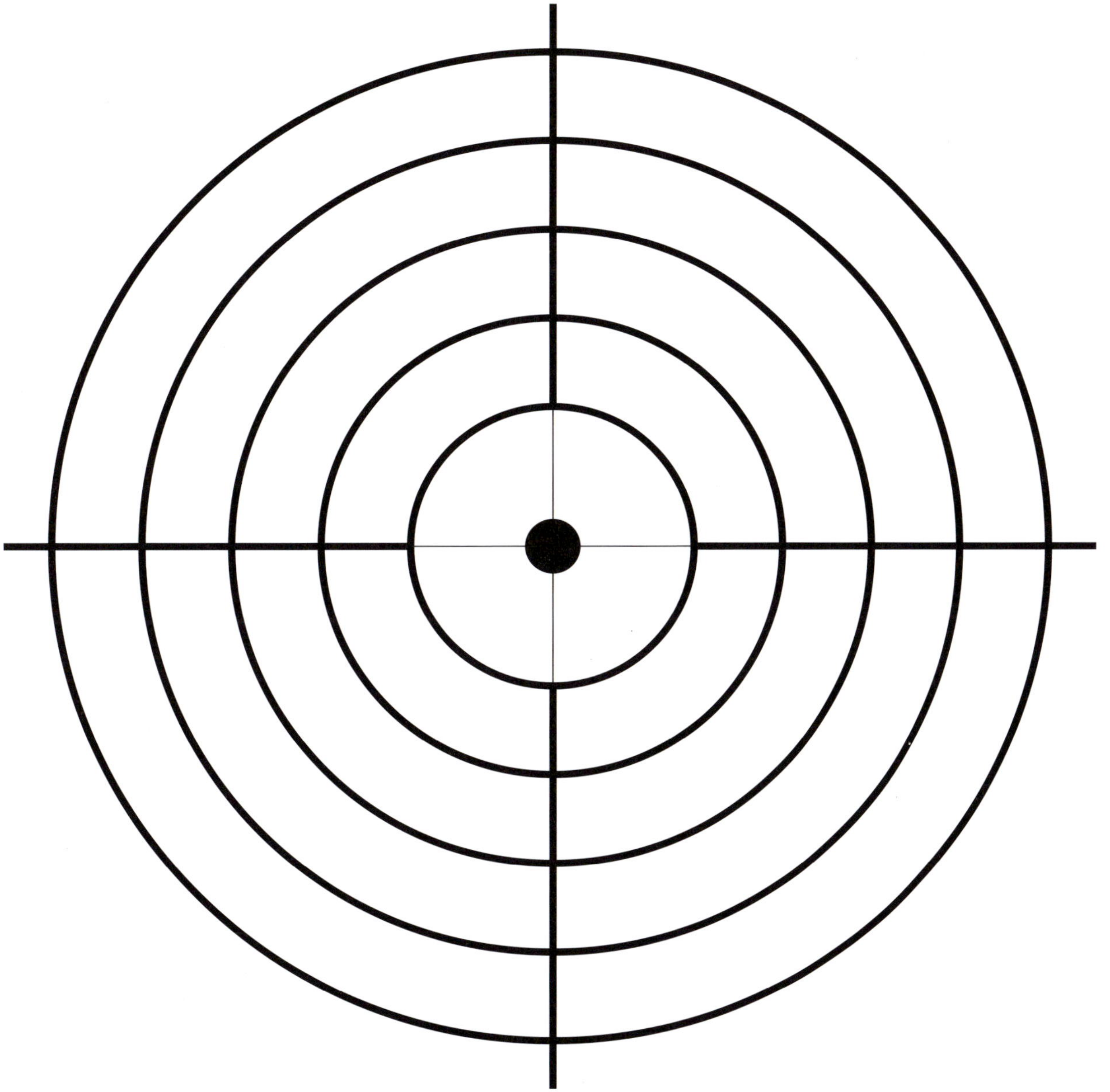

Demonstration mit abgeklebten Brillengläsern

Hierzu werden abgelegte Brillen benötigt, deren Gläser mit Mattfolie entsprechend verschiedener Gesichtsfeldausfälle beklebt werden (Abb. 3).

Diese Brillen sind dann Teil des Praxisinventars und kommen wiederholt zum Einsatz. Häufig reicht es, dass sich der Patient eine der präparierten Brillen ansieht, um sofort seinen erlittenen Schaden zu erkennen.

Sehr nützlich ist es, die entsprechende Brille auch den Angehörigen zu zeigen, damit sie die gravierende Einschränkung des Patienten nachvollziehen können. Der Therapeut kann sie auch selbst aufsetzen und so die Seheinschränkung demonstrieren.

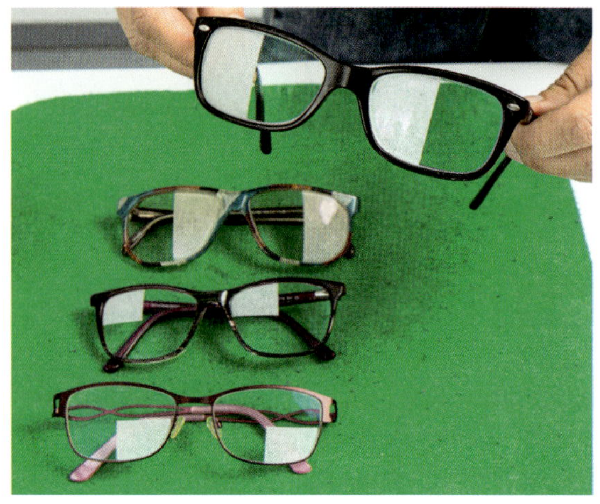

Abb. 3

Wie das Gesichtsfeld geprüft wird

Mit gesunden Augen sieht der Mensch genau in der Mitte seines Gesichtsfeldes (Makula lutea) am schärfsten.

Im äußeren Sehfeld, der sogenannten Peripherie, nimmt die Sehschärfe ab. Über dieses äußere Gesichtsfeld kann sich der Mensch gut in seiner Umgebung orientieren und Hindernissen ausweichen, ohne die Blickrichtung wechseln zu müssen.

Kommt es zu einem Ausfall im Gesichtsfeld, übersieht man, je nach Lokalisation des Gesichtsfeldausfalls, Gegenstände in der Umgebung. Die Betroffenen werden unsicher, stolpern, und es entstehen Orientierungsschwierigkeiten sowie eine deutlich erhöhte Unfall- und Sturzgefahr.

Mit der Perimetrie (Gesichtsfeldmessung) wird in der Augenheilkunde das Gesichtsfeld vermessen.

Dabei werden sowohl die Grenzen des, vom unbewegten Auge wahrgenommenen, Sichtbereichs (Gesichtsfeld) als auch die Schärfe der Wahrnehmung gemessen. Das Messgerät für die Ausdehnung des Gesichtsfeldes nennt sich **Perimeter** (Abb. 4).

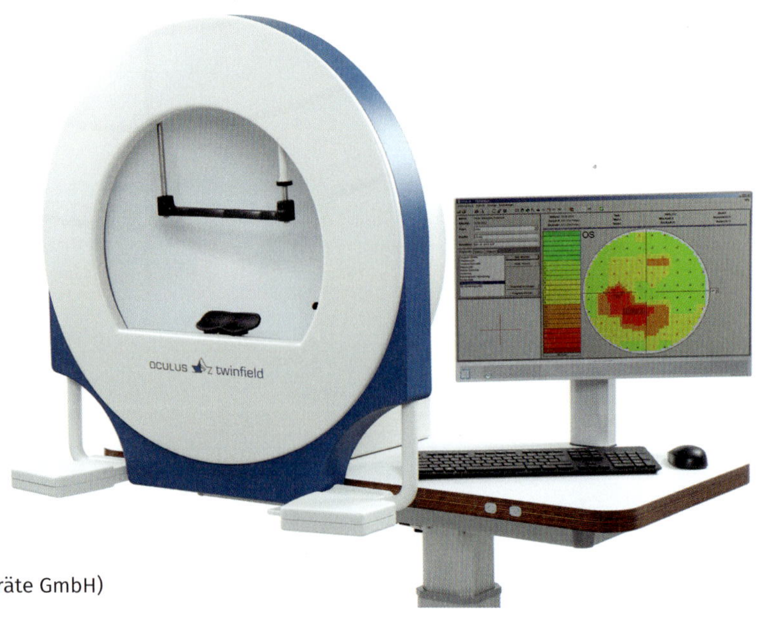

Abb. 4: Perimeter (Bildquelle: OCULUS Optikgeräte GmbH)

Die Untersuchung findet in einem abgedunkelten Testraum statt. Es wird jeweils ein Auge geprüft, während das andere Auge mit einer Augenklappe abgedeckt ist.

Der Kopf des Patienten ruht auf einer Kinn- und an einer Stirnstütze des Perimeters. Mit den Augen fixiert er einen zentralen Punkt in der Mitte des Inneren einer Halbkugel. An verschiedenen Stellen der Halbkugel leuchten nun Lichtpunkte auf. Diese können vom Untersucher in verschiedenen Größen und Helligkeiten eingestellt werden. Die zu testende Person gibt über einen Klingelknopf ein Signal, sobald sie bei starrem Geradeausblick einen Lichtpunkt registriert. Neben der Stelle des wahrgenommenen Lichtpunktes wird die Stärke des Reizes, nämlich die Helligkeit und Größe, vom Computer protokolliert.

Die so wahrgenommenen Punkte werden, wie eine Art Landkarte (Gesichtsfeldschema), auf einem Computermonitor angezeigt, gespeichert und können nach Ende der Untersuchung auf Papier ausgedruckt werden.

Die Gesichtsfeldschemata geben bei guter Mitarbeit des Patienten Aufschluss über die unterschiedlichen Sehausfälle.

Die behandelnden ErgotherapeutInnen müssen Kenntnis vom Gesichtsfelddefekt haben, d. h. sie sollten **zu Beginn der Behandlung** die Gesichtsfeldschemata des Patienten vorliegen haben.

In Verdachtsfällen: Der Amsler-Test

Der Amsler-Test ist in der Augenheilkunde ein einfacher Funktionstest, mit dem sich die zentralen Gesichtsfeldbereiche des Auges überprüfen lassen. Er wird vor allem zur Diagnostik der Makuladegeneration herangezogen. Liegt dieses Krankheitsbild vor, werden, bei genauem Fixieren des Mittelpunktes, die umliegenden Quadratlinien teilweise wellig oder verzerrt wahrgenommen.

Der Amsler-Test erlaubt bezüglich des Gesichtsfeldausfalls nur sehr ungenaue Aussagen. Zentrale und vor allem periphere Gesichtsfeldausfälle lassen sich hiermit nicht sicher feststellen.

Der Amsler-Text dient lediglich dem Überblick und ersetzt in keiner Weise die augenfachärztliche und neuro-orthoptische Gesichtsfeld-Diagnostik.

In der Ergotherapie kann man sich aber mittels des Amsler-Tests ein ungefähres Bild von zentralen Gesichtsfeldausfällen machen. Teilweise befinden sich Patienten mit unterschiedlichen neurologischen Störungsbildern in ergotherapeutischer Behandlung, und es besteht der Verdacht, dass ein Gesichtsfeldausfall vorliegt. Hier kann in einzelnen Fällen die Anwendung des Amsler-Tests den Verdacht bestätigen.

Der Patient muss sich in diesem Falle unverzüglich einer augenärztlichen / neuro-orthoptischen Untersuchung unterziehen.

Es handelt sich beim Amsler-Test um eine quadratische, genormte schwarze Rastergitterzeichnung auf einem weißen Blatt Papier (das Amsler-Gitter) (Abb. 5). Jedes Quadrat entspricht etwa einem Sehwinkel von einem Grad, in der Mitte befindet sich ein schwarzer Fixierpunkt.

Das Amsler Gitter ist über folgenden Link des „Deutschen Blinden- und Sehbehindertenverbandes e. V. (DBSV) erhältlich: **https://blickpunkt-auge.de/altersabhaengige-makuladegeneration.html#amsler**

Weitere Informationen und Kontakte: **www.blickpunkt-auge.de**

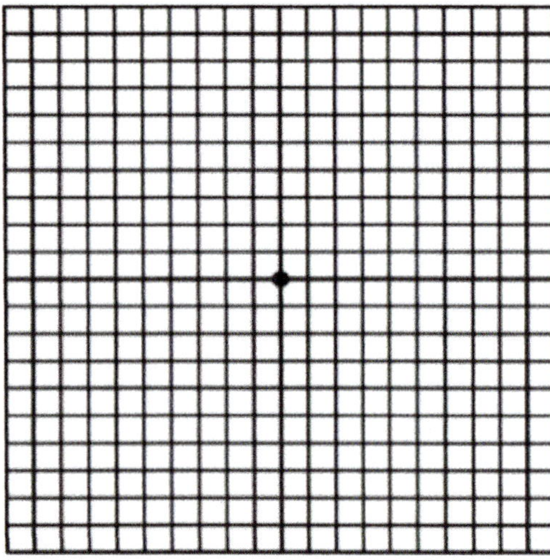

Abb. 5

Anwendung

Der Amsler-Test muss immer mit der gültigen Lese- bzw. Nahbrille oder einer Gleitsichtbrille durchgeführt werden – mit jedem Auge einzeln!

Der Patient beschreibt zunächst aus zirka 30 Zentimetern Entfernung, **unter stetem Fixieren des Mittelpunktes**, was in diesem Gitternetz fehlt, bzw. auffällig ist. Er beginnt mit dem rechten Auge. Das linke Auge ist abgedeckt, beispielsweise indem man ein gefaltetes Papiertaschentuch hinter das Brillenglas steckt.

Fragen / Hinweise an den Patienten:

1. „Sehen Sie den kleinen schwarzen Punkt in der Mitte des Gitternetzes?"
2. „Fixieren Sie den kleinen schwarzen Punkt fest, ohne hin und her zu schauen!"
3. „Sehen Sie das Gitternetz im gesamten Quadrat vollständig, die waagrechten und senkrechten Linien gerade und parallel, wo liegt etwas im ‚Nebel', wo fehlt etwas?"

Sieht der Betroffene die Linien wellig oder verzerrt, hat das nichts mit einem Gesichtsfeldausfall zu tun, vielmehr könnte eine Makula-Erkrankung vorliegen und er muss unverzüglich einen Termin beim Augenarzt vereinbaren.

Man kann das Amsler-Gitter laminieren und der Patient soll – wieder unter stetem Fixieren des Mittelpunktes – mit einem abwischbaren Stift seine Abweichungen vom Normalmuster einzeichnen. Hat der Patient die Vorgehensweise erfasst, kann er seine Abweichungen in der Regel sehr genau einzeichnen. Die Zeichnung kann er auch zuhause perfektionieren und später vorzeigen.

5.2 Doppeltsehen

Manche Patienten sehen nach Hirnschädigung ständig oder auch nur gelegentlich Doppelbilder. In diesem Fall ist jener Teil des Gehirns geschädigt, der für die Augenmuskeln und damit für die Augenbewegungen verantwortlich ist. Die Augen arbeiten normalerweise koordiniert, man bezeichnet das als Fusion der Augen. Kann sich aber ein Auge, aufgrund gestörter nervlicher Steuerung oder durch die Lähmung eines Augenmuskels, nur noch schlecht oder gar nicht in bestimmte Richtungen bewegen, entstehen Doppelbilder; die Augen driften in der Bewegung voneinander weg. Der Patient sieht entweder zwei auseinanderliegende, nicht deckungsgleiche oder sich überlappende Bilder.

Dieses Krankheitsbild wird in der Orthoptik diagnostiziert und mit verschiedenen konservativen Methoden behandelt (beispielsweise mit Prismenfolien).

Ist eine konservative Behandlung nicht erfolgreich, kann eine operative Korrektur der Schielstellung erforderlich werden. Eine Augenmuskeloperation wird jedoch frühestens nach Ablauf eines Jahres durchgeführt, da bis zu einem Jahr nach dem schädigenden Ereignis eine Remission der Augenmuskelschäden möglich ist.

5.3 Sehverschlechterung

Eine Sehverschlechterung (Visusminderung) tritt häufig infolge einer zerebralen Sehstörung auf.

Die Ursachen hierfür sind vielfältig. Es kann die Sehschärfe an sich betroffen sein, und/oder das Kontrastsehen. Auch die Farberkennung und die Farbsättigung können sich verschlechtern. Es gibt hier mehrere Auswirkungen auf scharfes Sehen, die in der Neuro-Orthoptik diagnostiziert und evtl. mit Spezial-Brillen therapiert werden können.

ErgotherapeutInnen sollten dringend Kenntnis über das aktuelle Sehvermögen des Patienten **mit** stimmiger Brille haben.

Auch die „richtige" Brille ist bei manchen Patienten kein Garant für ein hundertprozentiges Sehvermögen!

5.4 Grundwissen klinische Neuropsychologie

Wer sich für die Arbeit mit Patienten nach erworbenen Hirnschäden und neurologisch erkrankten Patienten entschließt, muss sich auf diesem Gebiet kontinuierlich weiterbilden.

Die klinische Neuropsychologie ist ein interdisziplinäres Fachgebiet, das sich u.a. mit der Diagnostik und Therapie von Störungen höherer Hirnleistungen befasst.

Es ist unumgänglich, über Grundwissen der neuropsychologischen Syndrome und der funktionellen Neuroanatomie zu verfügen.

Verlustsyndrome nach Hirnschäden können stets mit Störungen der visuellen Wahrnehmungen einhergehen. Nur wer diese Zusammenhänge kennt, kann sinnvolle visuelle Rehabilitationen durchführen.

Wenn im Gehirn durch eine Verletzung, einen Tumor oder einen Schlaganfall Nervengewebe zerstört wird, kann der Patient spezifische Fähigkeiten verlieren. Je nach Ort der Verletzung und Art des Ausfalls, lassen sich definierbare neuropsychologische Störungen unterscheiden.

Nachfolgend **eine kleine Aufzählung** der wichtigsten Symptome und Syndrome, die mitunter die Beurteilung der Sehbeeinträchtigung erschweren oder diese im Extremfall sogar unmöglich machen. Bei ausgeprägter Symptomatik ist eine visuelle Rehabilitation zunächst nicht durchführbar.

- Bei einer **Amnesie** verliert der Betroffene einen mehr oder minder großen Teil seines Gedächtnisses.
- Bei einer **Aphasie** geht die Fähigkeit zu sprechen ganz oder teilweise verloren, bei einer **Agraphie** geht die Schreibfähigkeit verloren, bei einer **Alexie** verliert der Betroffene die Lesefähigkeit.

- **Agnosie** bezeichnet die Unfähigkeit, Reize aus den Sinnesorganen korrekt zu interpretieren. Ein Patient mit **Prosopagnosie** kann keine bekannten Gesichter mehr erkennen. Bei der **Objektagnosie** ist die Objekterkennung bei intaktem Sehen erschwert oder unmöglich.
- Hirngeschädigte mit einer **ideomotorischen Apraxie** haben Schwierigkeiten, Bewegungen auf sprachliche Anweisungen hin oder auch imitatorisch auszuführen. Bei der **ideatorischen Apraxie** liegt ein Defizit in der Planung von Bewegungsfolgen vor.
- Bei einem **Neglect** handelt es sich um eine Störung der Aufmerksamkeit, die dadurch charakterisiert ist, dass der Betroffene die der Hirnläsion gegenüberliegende Seite seiner Umgebung bzw. des eigenen Körpers nicht oder nur schlecht wahrnimmt bzw. missachtet. Je nach Situation, in der sich der Patient gerade befindet, ist der Neglect körper-, objekt- oder umweltbezogen.

5.5 Der visuelle Neglect

Einen beachtenswerten Sonderfall sowohl in der Neuro-Orthoptik, und besonders in der Ergotherapie, bildet der **visuelle Neglect**.

Der visuelle Neglect ist in der Ergotherapie insofern eine Besonderheit, weil die Ergotherapie für diesen Symptomenkomplex Behandlungskonzepte besitzt, die auch im berufsbezogenen Indikationskatalog Ergotherapie beschrieben und im Ausbildungskatalog festgelegt sind.

In der Neuro-Orthoptik ist eine Neglect-Symptomatik nach links ein bedeutendes Thema, da die betroffenen Patienten mit einem visuellen **Neglect zur linken Seite** sehr häufig **auch einen Gesichtsfeldausfall nach links** zeigen. Man kann dann zunächst keine Übungen ins blinde Halbfeld durchführen.

In der Neuro-Psychologie muss also auch der Neglect diagnostiziert werden, um therapeutische Irrwege zu vermeiden. Auch die Neuro-Orthoptik kann Tests zur Diagnostik durchführen.

Beim kombinierten Auftreten von visuellem Neglect nach links
und **linksseitigem Gesichtsfeldausfall**
muss immer zuerst der visuelle Neglect therapiert werden!

5.6 Differenzierung Hemianopsie nach links und visueller Neglect nach links

Die genaue Neglect-Diagnostik wird in der Regel von Neuropsychologen durchgeführt. Es empfiehlt sich aber, sich selbst einen Überblick zu verschaffen, um therapeutisch richtig vorgehen zu können. Gerade die Verquickung Gesichtsfeldausfall nach links mit visuellem Neglect nach links birgt die Gefahr, dass bei mangelnder Kenntnis der Diagnose keiner der Ausfälle korrekt behandelt wird.

Zur Differenzierung ist es hilfreich, folgende Teilbereiche zu beobachten:

Explorationsverhalten

- **Patienten mit Hemianopsie nach links** können ihr Suchverhalten im untüchtigen Sehfeld durch Training stark verbessern und somit ihre Einschränkung kompensieren.

- **Patienten mit Neglect nach links** zeigen kein spontanes Suchverhalten im betroffenen Gesichtsfeld. Trotz eines Trainings kann keine Verbesserung des Suchverhaltens erreicht werden.

Linie halbieren

- **Bei der Hemianopsie nach links** wird die angenommene Linienmitte weiter links lokalisiert (zur ipsiläsionalen Seite = auf derselben Körperseite oder -hälfte gelegen). Der Patient möchte die Störung von vornherein kompensieren und glaubt, die Halbierung etwas mehr ins linke „Halbfeld" lokalisieren zu müssen.
- **Bei einem visuellen Neglect nach links** möchte der Patient nur „weg von links", seiner vernachlässigten Seite und lokalisiert die Halbierung weit rechts von der Mitte (zur kontraläsionalen Seite = entgegengesetzte Körperseite oder -hälfte).

Zeichnen

- Patienten mit **Hemianopsie nach links** zeigen beim freien Zeichnen, z. B eines Uhren-Ziffernblattes aus dem Gedächtnis, keine Schwierigkeiten.
- Patienten mit **Neglect nach links** zeigen in der Regel deutliche Auslassungen auf der linken Seite.

Lesen und schreiben

- Bei Patienten mit **Hemianopsie nach links** ist das Lesetempo oft deutlich reduziert. Bei der Hemianopsie nach links wird der Zeilenanfang nur mühsam gefunden, bei der Hemianopsie nach rechts, die ja in Leserichtung verläuft, „brechen" dem Patienten die Worte weg. Dadurch kann er sich den Leseinhalt nur mühsam erschließen. Das Schreiben ist verlangsamt und mühsam, aber nicht grundsätzlich eingeschränkt.
- Patienten mit **Neglect nach links** zeigen Lesestörungen, weil sie Textteile übersehen und somit den Inhalt des Gelesenen nicht erfassen können. Das Schreiben ist zudem deutlich eingeschränkt, es kommt zu Auslassungen, und das Schriftbild ist weitgehend unleserlich.

Perimetrie

- Patienten mit **Hemianopsie nach links** geben in ihren Gesichtsfeldschemata in der Regel ganz klare Auskunft über den erlittenen Schaden.
- Patienten mit **Neglect nach links** zeigen unterschiedliche, oft nicht logische Ergebnisse bei der Reizantwort am Perimeter. Auch hier tritt die Vermeidung der linken Seite hervor und verfälscht so das Ergebnis.

Krankheitseinsicht

- Patienten mit **Neglect nach links** zeigen eine mangelhafte Krankheitseinsicht (Anosognosie = Unfähigkeit, die Erkrankung/Funktionsausfälle zu erkennen).
- Patienten mit **Hemianopsie nach links** zeigen dieses Phänomen nicht.

Weitere einfache, aber zielführende Beobachtungsmöglichkeiten zur Differenzierung von Hemianopsie nach links und visuellem Neglect nach links

Linienhalbierung in der Neglect Diagnostik

- Das DIN-A4-Blatt mit der waagerechten Linie wird zur mehrfachen Nutzung laminiert (S. 26).

Der Patient wird aufgefordert, die Linie genau in der Mitte zu halbieren. Ziemlich genau und ohne Probleme gelingt das jedem Nicht-Betroffenen.

5.6 Linienhalbierung

Auffälligkeiten bei der Linienhalbierung

Bei der Hemianopsie nach links wird die angenommene Linienmitte weiter links eingezeichnet, da der Patient die Störung von vornherein kompensieren möchte und glaubt, die Halbierung etwas mehr ins linke „Halbfeld" lokalisieren zu müssen.

Bei einem visuellen Neglect nach links möchte der Patient nur „weg von links", seiner vernachlässigten Seite, und lokalisiert die Halbierung weit rechts von der Mitte.

Ist der visuelle Neglect mit einem Gesichtsfeldausfall nach links verknüpft, fällt das Testergebnis teilweise nicht eindeutig aus, oft auch wegen weiterer neuropsychologischer Syndrome (siehe Kap. 5.4).
Das Abweichen beim Linienhalbieren erlaubt daher nicht immer einen sicheren Rückschluss auf das Vorliegen eines Neglects.

Der Tischtest in der Neglect-Diagnostik

Der Tischtest kann gut über das Vorliegen eines linksseitigen visuellen Neglect Aufschluss geben.
Er ist leicht selbst herstellbar. Dazu eine reinweiße, dünne Holzplatte aus dem Baumarkt besorgen (oft als Schnittrest zu bekommen), in einer Größe von 50 × 70 Zentimetern oder etwas größer.
Auf dieser Platte werden kleinere Objekte gleichmäßig verteilt und mit Heißkleber befestigt (Abb. 6).

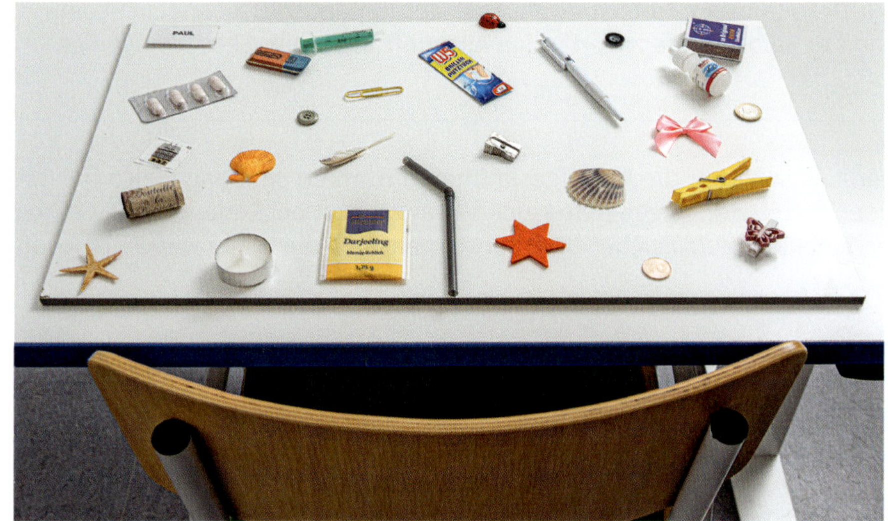

Abb. 6

Anwendung

Der Patient sitzt gerade vor dieser Platte, ggf. mit Nahbrille oder Gleitsichtbrille. Er hält den Kopf mittig und soll beschreiben, welche Objekte er sieht.

Auffälligkeiten beim Tischtest

Bei einer Hemianopsie nach links sucht der Patient sofort die ganze Platte mit den Augen ab, oft erst einmal die linke Seite, da er „ahnt", dass er durch seinen Ausfall in dieser Richtung besonders gut suchen muss.

Bei einem visuellen Neglect nach links konzentriert sich der Patient ausschließlich auf die rechte Seite und benennt dort liegende Dinge auch korrekt.
Dass er sich nicht nach links orientieren „will" („bloß weg von links") drückt dabei schon seine Körperhaltung aus: Im Sitzen wenden viele Neglect-Patienten den Oberkörper auffällig von der linken Seite weg nach rechts.

6. Bedeutung der Augengesundheit/Brillen

Die Versorgung der Patienten mit optimalen Sehhilfen ist eine unabdingbare Voraussetzung, um eine gestörte Sehanwendung rehabilitativ zu trainieren!

Bei unscharfer und/oder anstrengender Bildaufnahme ist keine visuelle Rehabilitation möglich!

Ergotherapeutische Übungsbehandlungen ohne die richtige Brille führen nie zum erwünschten Therapieziel!

Nach einem Akutereignis, wie z.B. einem Schlaganfall, ist es erfahrungsgemäß selten, dass die Patienten zuvor mit richtigen Brillen versorgt waren. Man hat sich „immer so durchgemogelt": Mal gar keine Korrektur, in der Regel veraltete Brillenwerte, und beim Augenarzt war über die Hälfte der Betroffenen schon lange nicht mehr. Das heißt, es gibt häufig keinen aktuellen Befund über die Gesundheit der Augen.

Die Patienten befinden sich in der Regel in der zweiten Lebenshälfte. Hier können viele körperliche Leiden, wie z.B. Diabetes, Bluthochdruck oder hohe Cholesterinwerte das Auge geschädigt haben. Besonders tückisch ist die Sehveränderung bzw. Sehverschlechterung bei beginnender Makuladegeneration oder grauem Star, die u.U. so langsam fortschreiten, dass der Patient selbst zunächst keine Veränderung bemerkt. Somit kann er selbst keine zuverlässige Auskunft über sein Sehvermögen geben.

Das heißt, auch ErgotherapeutInnen müssen über die **Augengesundheit** informiert sein und gleich bei Beginn der Therapie ihre Patienten über den letzten Augenarztbesuch befragen, bzw. bei Bedarf den Patienten auffordern, schnellstmöglich einen Augenarzt aufzusuchen. Hierbei können auch die Brillenwerte überprüft werden.

Der alleinige Besuch eines Optikers reicht nicht aus, relevant ist hier unbedingt die augenärztliche Diagnose!

Die Beratung, welche Brillenart (Nahbrille, Gleitsichtbrille) die günstigste im Falle einer zerebralen Sehstörung ist, führt die OrthoptistIn im Rahmen ihrer neuro-orthoptischen Diagnostik durch.

Fest steht, dass beinahe jeder Mensch ab Mitte, spätestens Ende des 40. Lebensjahrzehntes, eine Nahsehhilfe benötigt.

(Ausnahmen, bei der die Patienten ohne Brille in der Nähe schauen können, gibt es z.B. bei Kurzsichtigkeit, aber das ist nicht die Regel! Diese Patienten sehen dafür ohne Brille in der Ferne schlecht.)

7. Interdisziplinäre Zusammenarbeit

Um die Betroffenen optimal fördern zu können, ist eine interdisziplinäre Zusammenarbeit unbedingt erforderlich. Es ist wichtig, zu wissen, ob weitere gesundheitliche Beeinträchtigungen oder Funktions- und Sinnesschädigungen bestehen, z. B. im Bereich des Hörens, der Wahrnehmung, der kognitiven Fähigkeiten oder der psychischen Belastbarkeit.

Sind mehrere Fachleute an der Behandlung beteiligt, ist ein Austausch über die Behandlungsziele und -inhalte sinnvoll. Zumindest sollten alle Beteiligten Berichte über die bisherige Behandlung erhalten und diese in ihren Behandlungsplan einbeziehen.

7.1 Zusammenarbeit mit dem Augenarzt

Die augenärztliche Praxis ist die erste Anlaufstelle für Patienten mit zerebralen Sehstörungen, denn hier muss zunächst der organische Befund der Augen erhoben werden.

Oft befinden sich die betroffenen Patienten bereits im fortgeschrittenen Lebensalter. Es können Alterserkrankungen am Auge, wie grauer Star, Makuladegeneration oder Gefäßerkrankungen des Auges, die durch hohen Bluthochdruck oder Diabetes entstanden sind, vorliegen. Alterserkrankungen können eine Therapie zerebraler Sehstörungen erschweren oder unmöglich machen.

In der augenärztlichen Facharztpraxis wird zudem auch eine Gesichtsfelduntersuchung durchgeführt. Die Untersuchung mittels PERIMETRIE wird in ausgedruckten Gesichtsfeldschemata dokumentiert. Diese sollten im Idealfall auch den TherapeutInnen vorliegen, beispielsweise in Form einer Fotokopie.

Sowohl Augenärzte als auch OrthoptistInnen können bei Bedarf die Gesichtsfeldschemata zur Hilfestellung für interdisziplinäres Arbeiten beurteilen und interpretieren.

Fazit:

ErgotherapeutInnen sollten über den augenärztlichen Befund ihrer Patienten umfänglich informiert sein. Vernetztes Arbeiten ist also zwingend erforderlich.

7.2 Zusammenarbeit mit dem Neurologen/Neuropsychologen

Der Facharzt für Neurologie ist im interdisziplinären Dialog unverzichtbar. Er kennt die Ausmaße der Hirnschädigung, die Anamnese (Vorgeschichte) des schädigenden Ereignisses und auch eventuell vorhandene neuropsychologische Defizite (z. B. Neglect).

Neuropsychologische Defizite sind oft zerstörerische Therapiebegleiter, die Kenntnis hierüber sollte sich daher jeder Therapeut aneignen, damit auch er diese Syndrome u. U. erkennen kann. Dies ist wichtig, weil unterschiedliche neuropsychologische Syndrome, wie z. B. Aufmerksamkeitsstörungen und Orientierungsstörungen, eine Therapie sehr beeinträchtigen oder auch unmöglich machen können (siehe Kap. 5.4)!

Fazit:

ErgotherapeutInnen sollten über den umfassenden neurologischen/neuropsychologischen Befund informiert sein, und zwar schon bei Behandlungsbeginn. Informationen und vernetztes Arbeiten sind unbedingt erforderlich.

7.3 Zusammenarbeit mit dem Hausarzt

Der Hausarzt ist eine der wichtigsten Ansprechpartner im interdisziplinären Team. In der Regel kennt er die Betroffenen länger und kann beratend über Therapieziele und -grenzen Auskunft geben. Ebenso ist es in der Ergotherapie wichtig, Kenntnisse über die prämorbide Persönlichkeit des Patienten zu bekommen, um die Anforderungen und Übungen persönlichkeitsgerecht zu gestalten.

Der Hausarzt eignet sich wie kein anderer, über den Gesundheitszustand und die Belastbarkeit seines Patienten zu informieren, und oft kennt er auch das häusliche Umfeld, das für eine ergotherapeutische Behandlung ebenfalls von großer Bedeutung sein kann. In der Regel ist es auch der Hausarzt, der die ergotherapeutischen Behandlungen verordnet.

Fazit:

Eine gute, gesundheitlich gewinnbringende Zusammenarbeit zum Wohle des Patienten mit dem Hausarzt ist unerlässlich!

7.4 Zusammenarbeit Augenarzt / OrthoptistIn

Arbeitet der behandelnde Augenarzt mit einer OrthoptistIn zusammen, ergeben sich in der interdisziplinären Zusammenarbeit erstaunlich viele therapeutische Schnittmengen und der Patient profitiert in hohem Maße von vernetztem Arbeiten. Ein fortlaufender Dialog ist in diesem Fall Pflicht.

Die **Maßnahmen** der **orthoptischen Behandlung laufen parallel** zu den ärztlichen Maßnahmen und sind für diesen Patientenkreis um ein Vielfaches spezieller. Es gibt eine große Vielfalt zerebraler Sehstörungen und viele Möglichkeiten, mit Brillen und optischen Hilfsmitteln das Sehen zu verbessern bzw. zu erleichtern. So kann in der Orthoptik Sehverlust auch mit optischer Korrektur verbessert werden; störende Doppelbilder werden mit Prismenfolien ausgeglichen, optische Hilfsmittel und orthoptische Trainingsverfahren erleichtern dem Patienten das Sehen. Das alles kommt ihm wiederum in der ergotherapeutischen Übungsbehandlung zugute.

Fazit:

Die Zusammenarbeit zwischen AugenärztInnen und OrthoptistInnen bzw. orthoptischen Einrichtungen ist für die umfassende Versorgung der Patienten mit zerebralen Sehstörungen unabdingbar.

7.5 Zusammenarbeit ErgotherapeutIn / OrthoptistIn

Die Ergotherapie bei Gesichtsfeldausfällen ist ein sehr spezielles Aufgabengebiet innerhalb der neurologischen Rehabilitation. OrthoptistInnen, die auf dieses Gebiet spezialisiert sind, haben häufig nicht die Kapazität, um umfassende, regelmäßige Therapiesitzungen bei Gesichtsfeldausfällen anbieten zu können.

Vor allem ist aber auch die Wohnortnähe Patient / Praxis eine wichtige Frage. OrthoptistInnen mit Spezialweiterbildung in Neuro-Orthoptik sind leider noch nicht flächendeckend tätig. Daher sind diese oft dankbar, auf speziell im Bereich Kompensationstraining bei Gesichtsfeldausfällen geschulte ErgotherapeutInnen zurückgreifen zu können.

Und nicht zu vergessen: Die Ergotherapie hat die Behandlung im berufseigenen Indikationskatalog stehen und kann diese mit der GKV abrechnen, während die orthoptische Behandlung von den Patienten privat bezahlt werden muss, da sie keine GKV-Leistung ist.

Ein guter, intensiver interdisziplinärer Kontakt ist zur optimalen Versorgung der betroffenen Patienten unerlässlich und erfolgreich.

Die kurze Information auf der ärztlichen Verordnung reicht meist nicht, um den Umfang der zerebralen Sehstörung exakt zu benennen.

Ein Ausdruck der Gesichtsfeldmessung (Gesichtsfeldschemata) zur Kenntnis des vorhandenen Gesichtsfeldausfalls ist unerlässlich, um gezielt behandeln zu können. Wegen der Möglichkeit der Remission (lat. remittere = nachlassen, bedeutet in der Medizin das Nachlassen von Krankheitssymptomen) sind in größeren Abständen erneute Messungen des Gesichtsfeldes notwendig, deren Ergebnisse den TherapeutInnen mitgeteilt werden müssen.

Weiterhin ist ein Bericht der zuvor durchgeführten stationären Behandlung oder auch ein telefonischer Austausch erforderlich, um die Therapieziele festlegen zu können. Ganz wichtig ist auch die Kenntnis darüber, welche Sehhilfe empfohlen wurde und welche Sehverbesserung davon zu erwarten ist.
Nicht alle Sehstörungen können vollständig durch Sehhilfen ausgeglichen werden, deshalb ist es wichtig zu wissen, mit welcher Einschränkung des Sehvermögens **trotz** Sehhilfe gerechnet werden muss.

8. Besonderheiten der visuellen Rehabilitation

Die Behandlung von zerebralen Sehstörungen erfordert die Kenntnis der vielfältigen hirnorganischen Leistungsstörungen. Lernfähigkeit, Einfühlungsvermögen und Kreativität sind erforderlich, um dieses besondere Arbeitsfeld zu betreten.

8.1 Vorgehensweise in der Therapie

Nach der Diagnostik muss der Patient aufgeklärt, sensibilisiert und mobilisiert werden.

- *Aufklären* über die Sehstörung und ihre Auswirkungen. Dabei muss die Verständnismöglichkeit des Einzelnen berücksichtigt werden.
- *Sensibilisieren* für seine Schwierigkeiten und Einschränkungen im Alltag, um Veränderungen und Verbesserungen anzustreben.
- *Mobilisieren* zur Mitarbeit in der Therapie und zum intensiven Üben im Alltag.

Wichtig ist das realistische Einschätzen der Sehstörung durch die TherapeutInnen. Falsche Versprechungen und unrealistische Hoffnungen sind unbedingt zu vermeiden. Die Therapie sollte von einer optimistischen Grundhaltung und -stimmung getragen sein.

Der „übliche Tempodruck" – ein häufiger Fehler in der Therapie!

Auf keinen Fall sollte in der Therapie mit Tempodruck gearbeitet werden. Es kommt, wie auch in anderen Therapiebereichen, in der Behandlung von Menschen mit Gesichtsfeldausfällen darauf an, dass gründlich und mit hoher Aufmerksamkeit geübt wird.

Viele bekannte Gelehrte wie Konfuzius oder Goethe rieten schon vor langer Zeit:

„Geh' langsam, wenn Du es eilig hast."

Konfuzius riet dazu, da sonst keine vertiefte Sinneswahrnehmung und Selbsterkenntnis möglich sei und Goethe hielt seinen Kutscher an, langsam zu fahren, weil sonst die Reise besonders lange dauern würde, z. B. durch Erschöpfung der Pferde und Unfälle.

In Bezug auf die visuelle Rehabilitation bei Gesichtsfeldausfällen bedeutet dies:

- **Vom Langsamen zum Schnellen**
- Vom Einfachen zum Komplexen
- Vom Komplexen zum Automatisierten
- Vom Automatisierten zum Generalisierten

Tempo im Wahrnehmen und Handeln stellt sich dann ein, wenn auf diesem Lernweg und über einen ausreichend langen Zeitraum die erlernten Strategien ausreichend geübt wurden, automatisiert ablaufen und Patienten die erworbenen Fähigkeiten generalisiert anwenden können, das heißt, in den unterschiedlichsten Situationen, und dann durchaus auch in einem höheren Tempo.

Um dieses Fernziel zu erreichen, ist teilweise eine Behandlungszeit über die „Regelfallzeit" hinaus erforderlich. Häufig wird diese Ausdauer der Patienten, Therapeuten, verordnenden Ärzte und Kostenträger belohnt: Die Rückkehr in den Beruf gelingt, eine vorzeitige Berentung wird vermieden, die Bewältigung des Alltags und somit die selbständige Teilhabe in den verschiedenen Bereichen des Lebens ist wieder möglich.

Als Test und zur Leistungserprobung allerdings kann die Zeiterfassung beim Lösen bestimmter Aufgaben oder beim Durchführen von Tätigkeiten sinnvoll sein, z. B. um Therapiefortschritte oder die Arbeitsfähigkeit eines Patienten festzustellen.

8.2 Verhalten des Patienten

Nach einer hirnorganischen Schädigung kommt es häufig vor, dass Patienten psychische Probleme entwickeln und/oder auffällige Verhaltensweisen zeigen.

Teilweise steht dies direkt im Zusammenhang mit der Hirnschädigung, häufig ist es aber auch die Folge des einschneidenden Erlebens und der Versuch einer Krankheitsbewältigung.

Der Verlust der unversehrten Gesundheit, wie beispielsweise eine hirnorganische Schädigung mit u. U. bleibenden Einschränkungen, löst bei fast allen Patienten eine Trauerreaktion aus. Deren Ausprägung ist von Mensch zu Mensch verschieden und zeigt sich im seelischen, körperlichen und sozialen Bereich.
Wird die Trauer erfolgreich bewältigt, kann sie überwunden werden. Gelingt dies nicht, kann Rückzug, Hoffnungslosigkeit und Resignation zu einer depressiven Entwicklung führen.

Der Ablauf dieses Prozesses verläuft häufig in **vier Phasen** und es ist wichtig, dass Therapeuten die Verhaltensweisen ihrer Patienten hinsichtlich dieser Phasen einordnen können:

Phase 1: Zunächst wird der schmerzliche Verlust der unversehrten Gesundheit verdrängt, man will ihn nicht wahrhaben und hofft, dass alles „nur ein böser Traum“ ist und alles bald wieder gut wird. Dies kann mehrere Tage und je nach Schweregrad der Schädigung auch Wochen dauern. Man ist wie versteinert; dies hilft zunächst, mit dem Schmerz fertig zu werden. In dieser Zeit braucht der Patient Fürsorge vom therapeutischen Team, ist aber noch nicht in der Lage, die Auswirkung seiner Sehbeeinträchtigung voll zu überblicken. Von seinem sozialen Umfeld braucht er nun viel Zuwendung, Sicherheit und Geborgenheit.

Phase 2: Die Auswirkungen des Gesichtsfeldausfalls werden zunehmend erkannt, aber noch nicht in vollem Umfang verstanden, und es kommt zu heftigen emotionalen Gefühlsschwankungen. Ein Durcheinander von Schmerz, Wut, Verzweiflung und Angst quälen den Patienten. Je weniger bisher Gefühle zugelassen und auch darüber gesprochen werden konnte, desto schwerer ist diese Phase der „chaotischen Emotionen“ zu ertragen. Hier ist ein behutsamer, akzeptierender, aber auch strukturgebender Umgang des therapeutischen Teams und des sozialen Umfelds hilfreich.

Phase 3: Können diese Gefühlsausbrüche zugelassen und somit bewältigt werden, beginnt eine Phase des Sich-Einfindens in die neue Situation und der Akzeptanz der erlittenen visuellen Einschränkung. Der Patient beginnt, auch durch die Aufklärung über seinen Zustand, konkrete Überlegungen anzustellen, wie der Alltag in Zukunft gestaltet werden muss und kann. Hilfe und Anregung durch das therapeutische Team wird meist dankbar angenommen und das Verständnis der Einschränkungen durch den Gesichtsfeldausfall wächst; der Patient wird zum „Experten“ seiner selbst und wird zunehmend aktiver.

Phase 4: In der letzten Phase wird die Akzeptanz des erlittenen Sehverlusts stärker und der Patient ist in der Lage, aktiv und zielgerichtet an der Kompensation seines Gesichtsfeldausfalls und der Verbesserung seiner Alltagskompetenz zu arbeiten. Großer Übungsfleiß und der unbedingte Wille, „das Beste aus der Situation zu machen“, ermöglichen erfreuliche Fortschritte, die wiederum die seelische und gesamte gesundheitliche Verfassung stabilisieren.

Um einen Überblick über mögliche Verhaltensweisen und Auffälligkeiten zu erhalten, werden diese im folgenden Abschnitt in kompakter Form dargestellt.

- **Ängstlich:** Die Einschränkungen im Alltag, wie z. B. mangelnde Orientierung/Gangunsicherheit, führt oft zwangsläufig zu ängstlichem Verhalten. Mit zunehmendem Übungsstand werden die Patienten sicherer und die Ängstlichkeit kann einer vernünftigen Vorsicht weichen.

- **Depressiv/mangelnder Antrieb:** Das Erleben der Erkrankung, Schwierigkeiten, den Alltag weiterhin selbständig zu bewältigen, den Beruf nicht mehr ausführen zu können oder die Einschränkung der Mobilität, erfordern einen oft schmerzlichen Prozess der Trauer und der Lebensumstellung. Mit der Zeit kann dies im Zusammenhang mit Ermutigung und dem verbesserten Umgang mit den Auswirkungen der Sehstörung etwas abklingen. Bei einer ausgeprägten Depression sollte unbedingt psychotherapeutische Hilfe in Anspruch genommen und/oder ein entsprechendes Medikament verordnet werden.

- **Aggressiv:** Die Schwierigkeiten im Alltag, die durch den Gesichtsfeldausfall entstanden sind, machen manche Patienten wütend und ungeduldig; dies ist manchmal die „andere Art", die Trauer zu bewältigen und den teilweise mühsamen Weg der Lebensumstellung zu verarbeiten. Abhängig vom Persönlichkeitsstil des Patienten kann sich dieses schwierige Verhalten durch die zunehmende realistische Einschätzung der Möglichkeiten und des Umgangs mit den eigenen Schwierigkeiten abmildern. Unter Umständen ist eine psychotherapeutische Behandlung erforderlich.

- **Mangelnde Aufmerksamkeit:** Fast 80 Prozent der Menschen mit erworbenen Hirnschädigungen zeigen Aufmerksamkeitsdefizite in verschiedener Ausprägung. Dies erschwert die Zusammenarbeit während der Therapie und schränkt die Eigenarbeit im häuslichen Umfeld ein. Geduld und Ausdauer der TherapeutInnen und der Angehörigen sind hier in besonderem Maße gefragt.

- **Mangelnde Krankheitseinsicht** (Anosognosie = Unfähigkeit, die Erkrankung/Funktionsausfälle zu erkennen): Dieses mehr oder minder ausgeprägte Nichtwahrnehmen der Erkrankung ist eine direkte Folge der Hirnschädigung und in aller Regel, vor allem im akuten Stadium, nicht als psychische Reaktion zu interpretieren. Dies schließt nicht aus, dass im späteren Verlauf psychische Faktoren mit dazu beitragen, die Krankheitsfolgen zu leugnen oder zu bagatellisieren. Eine ausgeprägte Anosognosie kann die ergotherapeutische Behandlung sehr erschweren. Eine gute Patient-Therapeut-Beziehung sowie der Austausch des Patienten mit anderen von Hirnschädigung Betroffenen, kann die mangelnde Krankheitseinsicht verringern. Eine Psychotherapie im klassischen Sinne ist hier in aller Regel kontraindiziert.

- **Bagatellisieren von Folgen der Erkrankung** (Anosodiaphorie = das Fehlen einer normalerweise zu erwartenden affektiven Reaktion auf die Folgen einer Erkrankung oder Hirnschädigung): Eine ausgeprägte Anosodiaphorie, etwa in Form einer Gleichgültigkeit oder eines mangelnden Leidensdruckes, kann die Behandlung erheblich stören und bei schwerer Form unmöglich machen.

All diese Verhaltensweisen und Schwierigkeiten des Patienten gilt es, in der Behandlung zu berücksichtigen. Geduld, Ausdauer und ein immer ermutigendes Verhalten sowie eine klare, realistische Einschätzung des Patienten und seiner Möglichkeiten, sind unabdingbar. Der Patient darf in der Rehabilitationsphase nicht überfordert, aber auch keinesfalls unterfordert werden.

8.3 Sehen im Alter

Älteren Menschen sollte man den Willen, ihnen helfen zu wollen, deutlich zeigen; diese Haltung überträgt sich auf den Patienten und motiviert zur Mitarbeit.

Therapeut und Patient müssen sich aber über die Grenzen im Klaren sein, die das Alter manchmal setzt.

Älteren Menschen muss man zur Erkenntnis verhelfen, dass in höheren Lebensjahren am visuellen Wahrnehmungsvermögen keine wundersamen Reparaturen mehr möglich sind. Andere altersbedingte Augenerkrankungen, wie z. B. Makuladegeneration, grauer Star (Katarakt) und grüner Star (Glaukom), können große Hindernisse darstellen.

Eine Vielzahl von Allgemeinerkrankungen können ebenso die Durchblutung der Augen empfindlich stören und Sehverluste mit sich bringen; dabei handelt es sich beispielsweise um Bluthochdruck, Diabetes oder erhöhtes Cholesterin. Trotzdem können in der visuellen Rehabilitation oft kleine Erfolge große Schritte sein.

Die gesteckten Therapieziele sollten den Gewohnheiten, Neigungen, Hobbys und Lesegewohnheiten zugeordnet werden. Ein selbständiges, unfall- und sturzfreies Leben sollte erhalten bleiben oder gefördert werden. Und immer gilt es, niemals falsche oder zu hochgestellte Hoffnungen zu wecken.

Ältere Menschen müssen zum „Sehenwollen" motiviert werden. Es ist bekannt, dass schlechtes und gestörtes Sehen als **„Demenzbeschleuniger"** wirkt.

8.4 Prämorbide Persönlichkeit des Patienten

Die prämorbide Persönlichkeit (lat. prä = vor, Morbus = Krankheit) wird auch als Primärpersönlichkeit bezeichnet. Dies beschreibt das Persönlichkeitsgefüge einer Person, wie es vor bestimmten Prozessen (z. B. einer Hirnschädigung) vorhanden war.

Die behandelnden ErgotherapeutInnen müssen versuchen, sich ein Bild von der prämorbiden Persönlichkeit ihrer Patienten in Bezug auf intellektuelle Ansprüche und Ausführungen vor der Erkrankung zu machen. Dies schützt vor unverhältnismäßigen Anforderungen in der Therapie.

Jeder Patient hat individuelle Eigenschaften bezüglich seines geistigen Vermögens und eigene Verhaltensweisen, die zu berücksichtigen sind. Ein Blick auf die prämorbide Persönlichkeit kann die Auswahl geeigneter Therapieanwendungen erheblich erleichtern.

Die visuelle Rehabilitation muss der Persönlichkeit angepasst werden.

9. Information und Beratung Patient/Umfeld

Patienten, die, aus welchen Gründen auch immer, einen Gesichtsfeldausfall erlitten haben, sind in der Regel über diese Beschädigung nicht oder nur mangelhaft aufgeklärt.

Der Ausdruck „Gesichtsfeldausfall" erscheint den Patienten abstrakt; sie können ihn oft nicht mit ihrer offensichtlich stark eingeschränkten visuellen Wahrnehmung verknüpfen.

Menschen mit plötzlich erworbenen wahrnehmungsmäßigen Einschränkungen stehen anfänglich stark unter Stress und neigen im Laufe der Zeit zur Resignation. Bei entsprechender Aufklärung nehmen viele jedoch den erlittenen Schaden an und lernen, damit umzugehen.

9.1 Information und Beratung in der Ergotherapie Infoblatt für Patienten und Angehörige

> Auch wenn der/die behandelnde ErgotherapeutIn davon ausgeht, dass beim Betroffenen genügend Aufklärung durch Augenarzt und OrthoptistIn stattgefunden hat, ist es mehr als sinnvoll, dieses Thema beim Patienten nochmal aufzugreifen und ihn erneut aufzuklären. In ihrer Aufregung verstehen Patienten nicht immer in vollem Umfang, was ihnen da wiederfahren ist. Beim Arzt ist die Anspannung besonders groß, zumal er oft noch andere Augenerkrankungen erklären muss.

Zu Beginn der Therapie wird der Patient zunächst über das Berufsfeld der Ergotherapie informiert und sowohl die therapeutischen Möglichkeiten als auch die Arbeitsweise der TherapeutInnen dargestellt.
Des Weiteren wird besprochen, wie die in der Therapie erarbeiteten oder weiterführenden Übungen auch zuhause durchgeführt werden.
Da nicht alle Patienten orthoptisch untersucht und beraten wurden und auch nicht immer ein ausführlicher Bericht, z. B. nach einer stationären Rehabilitation, vorliegt, wird geprüft, ob der Patient ausreichend über seine zerebrale Sehstörung aufgeklärt ist. Wenn nicht, sollte dies durch die ErgotherapeutInnen nachgeholt werden.
Weiterhin werden die Schwierigkeiten, die Betätigungsprobleme und Ziele des Patienten erfragt und gemeinsam mögliche Therapieziele definiert.

Beratung

Es ist wichtig, den Patienten im Umgang mit seinem Handicap zu beraten und ihm und seinen Angehörigen sowohl Hilfestellungen als auch Fördermöglichkeiten im Alltag an die Hand zu geben.

Eine Zusammenfassung der wichtigsten Themen enthält das **Infoblatt** (Seite 37), das als Grundlage zur Beratung dient und den Patienten und Angehörigen mitgegeben werden kann.

Informationen für Patienten mit Gesichtsfeldausfall und Angehörige

Damit der Gesichtsfeldausfall so gut wie möglich kompensiert werden kann, ist das Verhalten im Alltag sehr wichtig. Im untüchtigen Sehfeld sollten viele Reize angeboten werden. Dies lässt sich durch einige Grundregeln einfach umsetzen.

Eigentraining von Suchbewegungen:

- Permanent Suchbewegungen mit den Augen ohne Kopfdrehung zum untüchtigen Sehfeld ausführen: Was sehe ich, wo fehlt etwas?
- Die Umgebung mit den Augen ohne Kopfdrehung absuchen und Details bewusst beobachten, z. B. Pflanzen, Regalinhalt oder Möbelkanten.
- Häufig schnelle, auch ruckartige Suchbewegungen von einem Fixierpunkt mittig vor dem Patienten (z. B. Bild, Nagel oder Türknauf) in das untüchtige Sehfeld ausführen.

Im Wohnraum:

- Den Sitzplatz so einnehmen, dass sich Fenster, Lampen, Gesprächspartner und Alltagsgegenstände in Richtung Gesichtsfeldausfall befinden.
- Beim Fernsehen den Sitzplatz so positionieren, dass sich der Bildschirm etwas in Richtung des Gesichtsfeldausfalls befindet (hierbei sollte jeder selbst herausfinden, wie weit der Bildschirm ohne Kopfdrehung gesehen werden kann).
- Nie mehr im Liegen Fernsehen! Die durch den Gesichtsfeldausfall eingeschränkten Bilder, die dann auch noch schräg wahrgenommen und vom Gehirn verarbeitet werden müssen, verhindern eine Verbesserung der Sehqualität und befördern Müdigkeit.
- Bei gemeinsamen Mahlzeiten so sitzen, dass die anderen Personen in Richtung Gesichtsfeldausfall sitzen.

Einkauf:

- Beim Einkaufen mit oder ohne Begleitung langsam an den Waren so entlanggehen, dass diese im untüchtigen Sehfeld sind. Die gewünschten Dinge ohne Kopfdrehung mit den Augen suchen.

Im Freien:

- Spazierengehen mit Begleitung: Die Begleitperson geht auf der sehtüchtigen Seite eingehängt und gibt Sicherheit, der Patient beobachtet dann im untüchtigen Sehfeld die Umgebung und führt Suchbewegungen mit den Augen aus, ohne den Kopf zu drehen.
- Gehen im Freien ohne Begleitung: Vorsicht! Am besten geht der Patient zu seiner Sicherheit mit der Seite des Gesichtsfeldausfalls nah und langsam an Häuserzeilen, Hecken oder Gärten entlang.

9.2 Information und Beratung in der Orthoptik

Die Mitarbeit bzw. das Verhalten eines Patienten im Allgemeinen ist immer Grundlage einer erfolgreichen Therapie/Rehabilitation.

Am Anfang steht deshalb die exakte Aufklärung des Patienten über seinen erlittenen Schaden am Sehsystem. Besonders Gesichtsfeldausfälle lassen sich schwer erklären, aber nur der gut informierte Patient kann für Verbesserungen kämpfen.

Um in der visuellen Rehabilitation einen langfristigen Behandlungserfolg sicherzustellen, ist nicht allein der Grad der Compliance, sondern auch der Grad der Adhärenz entscheidend.

Der Begriff **Compliance** (engl.) bedeutet Mitarbeit/Kooperation bei der Therapie, während der Begriff **Adhärenz** (engl. adherence) das Einhalten und Befolgen therapeutischer Maßnahmen meint.

Mit der Schwere der Erkrankung sinkt die Adhärenz, aber: Wer aufgeklärt ist, weist immer eine höhere Adhärenz auf.

Vor diesem Hintergrund sind alle Maßnahmen sinnvoll, die die Compliance und Adhärenz des Patienten, also die Einhaltung der gemeinsam vom Patienten und Therapeuten vereinbarten Therapieinhalte, fördern. Die Motivation und die Compliance für ein Kompensationstraining steigen dadurch, die Betroffenen entwickeln Zuversicht und im besten Fall einen enormen Übungsfleiß.

Zur Aufklärung gehören:

- Genaue Krankheits- und Therapieaufklärung
- Festlegung realistischer Therapieziele

Nicht nur beim Patienten selbst, sondern auch bei Bezugs- und Begleitpersonen ist eine gute Aufklärung aller geplanten Maßnahmen erforderlich. Es ist daher in der Orthoptik unerlässlich, einen praxiseigenen Aufklärungsbogen oder Flyer zu erstellen. Dieser muss die Art der angebotenen Therapien erklären, die Therapieplanung ansprechen, das Zeitmanagement und die Organisation darstellen. Weiterhin eignet sich auch für OrthoptistInnen als Themenübersicht für die Beratung das **Infoblatt** (Seite 37).

9.3 Anamnese

Anamnese (griechisch: „Erinnerung“) bezeichnet die Vorgeschichte einer Erkrankung, die durch systematische Befragung den Gesundheitszustand eines Patienten zum Thema hat.

Bei der Anamnese wird die Vorgeschichte der Erkrankung eines Patienten und seine aktuellen Beschwerden aufgenommen und dokumentiert.

Grundlage aller planbaren Therapieschritte ist die genaue Kenntnis der Krankenvorgeschichte. Hier gilt es, sowohl das Beschwerdebild des Patienten zu erfassen als auch medizinisch relevante Informationen zu gewinnen. Um nichts zu übersehen, sollte der Ablauf der Befragung gleichbleibend sein. Hier ist ein standardisierter Anamnesebogen unverzichtbar.

Man darf sich keinesfalls nur auf die Angaben der Betroffenen und deren Bezugspersonen verlassen, genaue medizinische Detailkenntnisse sind für TherapeutInnen erforderlich, und das Studium vorhandener Vorbefunde ist unerlässlich. Es lohnt sich unbedingt, den Hausarzt, Fachärzte und eine OrthoptistIn um Aufklärung und Hilfestellung in speziellen Fragen zu bitten. Häufig besitzen Patienten auch Vorbefunde oder Arztbriefe, die man einsehen kann. Oft vermag der Patient keine oder nicht alle Fragen zu beantworten. Hier ist die begleitende Bezugsperson ein wichtiger Informant und kann wertvolle Aussagen zur Vervollständigung des Beschwerdebildes machen. Wichtig ist bei der Befragung Begleitender, weiterhin Blickkontakt mit dem Patienten zu halten und ihn auch immer wieder ins Gespräch mit einzubeziehen. Dialoge über seinen Kopf hinweg machen den Patienten unsicher und unwillig.

Gelingt es nicht, den Betroffenen überhaupt zu befragen, und lediglich seine Angehörigen oder Freunde können Auskunft geben, spricht man von einer Fremdanamnese.

9.4 Fragebogen zur Anamnese
Formular Entbindung von der Schweigepflicht

Auf den folgenden Seiten befinden sich ein 2-seitiger Fragebogen zur Anamnese sowie ein Formular zur Entbindung von der Schweigepflicht.

Fragebogen zur Anamnese bei Gesichtsfeldausfällen

TherapeutIn:

Datum:

Stempel Einrichtung

PatientIn Name, Vorname: ______________________ geb.: __________

Anschrift: ______________________

Familienstatus / Versorgungsstatus: ______________________

Beruf erlernt: __________ zuletzt ausgeübte Tätigkeit: __________

Wohnverhältnisse: ☐ mit Familie ☐ allein ☐ in einer Einrichtung

Bezugspersonen: ______________________

Tel.-Nr. Ansprechpartner: ______________________

Händigkeit: ☐ rechts ☐ links

Hausarzt: ______________________

Behandelnder Neurologe / Klinik: ______________________

Weitere TherapeutInnen: ______________________

Augenerkrankungen: ______________________

Ursache der aktuellen Sehstörung (Ereignis, Datum): ______________________

____

Derzeitige Brille: ☐ Fernbrille ☐ Gleitsichtbrille ☐ Lesebrille

Weitere gesundheitliche Einschränkungen / Grunderkrankungen: __________

____

Derzeit verordnete Medikamente (wofür): ______________________

____

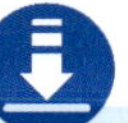

Fragebogen zur Anamnese 2. Seite - Name PatientIn: ______________________

Aktuell bestehende Sehstörungen:

Allgemein: ______________________

In der Ferne: ______________________

In der Nähe: ______________________

Wobei stört die Sehstörung? ______________________

____

Leseverhalten:

- ☐ viel
- ☐ wenig
- ☐ gern
- ☐ ungern

Fernsehen vor der Erkrankung:

- ☐ viel
- ☐ selten

Fernsehen aktuell:

- ☐ viel
- ☐ selten

Freizeitbeschäftigung: ______________________

Ziele der Behandlung:

- ☐ Selbstversorgung
- ☐ Berufstätigkeit
- ☐ Auto fahren
- ☐ Lesen
- ☐ Fernsehen
- ☐ Sonstige – welche: ______________________

Auffälligkeiten während des Anamnesegesprächs: ______________________

____

____

Sonstiges: ______________________

Entbindung von der Schweigepflicht

Stempel Einrichtung

PatientIn

Name, Vorname: ______________________________

Geboren am: ______________________________

Anschrift: ______________________________

Ich willige ein, dass folgernde Personen Informationen über meine Erkrankung sowie meine Befunde und Berichte austauschen.

ÄrztIn: ______________________________

TherapeutIn: ______________________________

Orthoptistin: ______________________________

Angehörige: ______________________________

Sonstige: ______________________________

Diese Erklärung kann ich jederzeit schriftlich widerrufen.

Bemerkungen:

Datenschutz: Die Daten dürfen nicht an unbefugte Dritte weitergegeben werden.

Datum: ______________ **Unterschrift PatientIn:** ______________________________

9.5 Hinweise zur Unterstützung im Alltag und in der Therapie

Damit der Alltag des Patienten zunehmend besser gelingt, ist es wichtig, in der Therapie günstige Bedingungen für gutes Sehen zu beachten und konkret umzusetzen. Ebenso sollten diese Faktoren dem Patienten so erläutert werden, dass er sie auch zuhause umsetzen kann.

Für die Übungen in der Ergotherapie und im Alltag des Patienten ist Folgendes zu beachten:

- **Trägt der Patient die den Sehproblemen angepasste Brille?** Der Brille wird, bis zu dem Tag des Auftretens von Sehstörungen, wenig Aufmerksamkeit zuteil. Ebenfalls zu beachten und ganz banal: ist die Brille sauber?

- **Eine gute Beleuchtung ist erforderlich:** Die Beleuchtung sollte gleichmäßig sein und vom Patienten als angenehm empfunden werden. Um dies zu ermitteln, müssen verschiedene Helligkeitsgrade angeboten und ausprobiert werden. Keineswegs sollten die Ergotherapeuten ihre eigene subjektive Wahrnehmung als Maßstab der idealen Beleuchtung für den Patienten nehmen!

- **Blendung vermeiden**: Besonders ältere Menschen leiden sehr unter Blendung, die bei großen Helligkeitsunterschieden entsteht. Patienten sollten daher besser mit dem Rücken zum Fenster sitzen und **keine** Tische oder Unterlagen mit glänzenden Flächen benutzen.

- **Kontraste verstärken:** Mit zunehmendem Alter, ggf. schon ab Mitte 50, werden die klaren Teile der Augen, wie z. B. Augenlinsen und Glaskörper, trüber. Daher sollten kontraststarke Übungsmaterialien benutzt werden sowie klare, eindeutige Grundfarben. Es sollte kein recyceltes Papier, sondern weißes, keine schlechten Fotokopien und besser eine schnörkellose Schrift benutzt werden, wie z. B. Arial oder Verdana.
  Aber auch hier gilt: Kontraste können bei guter Beleuchtung besser wahrgenommen werden.

- **Sitzhaltung:** Eine ergonomische Sitzhaltung ist eine sehr wichtige Bedingung für gutes Sehen. Auch hier darf die subjektive Empfindung des Therapeuten nicht ausschlaggebend für die Sitzposition des Patienten sein. Eine gute, aktive Sitzhaltung reduziert zudem körperliche Beschwerden, wie z. B. Nackenverspannungen und Ermüdung und erhöht die Aufmerksamkeit und Konzentration.

9.6 Das Lesegesichtsfeld
Wie Gesichtsfeldausfälle die Lesekompetenz beeinträchtigen

Zur Lesefähigkeit wird neben einer ausreichenden Nahsehschärfe auch ein genügend großes **Gesichtsfeldareal um den Fixationspunkt** (Stelle des schärfsten Sehens) benötigt. Lesefähigkeit setzt voraus, dass ein intaktes Gesichtsfeld von mindestens drei bis vier Grad um den Fixationspunkt vorhanden ist.

Bei der homonymen Hemianopsie nach rechts benötigt der Erkrankte ein noch größeres intaktes Areal von bis zu fünf Grad rechts vom Zentrum, da der Ausfall in Leserichtung verläuft und die Wörter bzw. Zeilen rasch „wegbrechen".

Hemianoptische Lesestörung

Befindet sich der **Gesichtsfeldausfall nach links**, wird der Zeilenanfang nicht gefunden oder umständlich und lange gesucht.

Strategien für flüssiges Lesen können hier leicht erlernt werden; so hilft es, einen Zeilenhalter oder ein Lineal einzusetzen oder den Zeigefinger jeweils an die Zeilenanfänge zu legen. Weiterhin ist das Üben mit eingerückten Lesetexten zielführend (S. 170, 171, 175, 176).

Befindet sich der **Gesichtsfeldausfall nach rechts**, verläuft er in Leserichtung. Dadurch besteht immer die Schwierigkeit, längere Wörter fließend zu lesen und Texte zu erfassen. Der Patient sieht oft nur den Anfang des Wortes und meint nach einigen Wörtern, die Zeile sei schon zu Ende. Dies ist unter Umständen schwer behindernd!

Strategien für flüssiges Lesen können hier neu erlernt werden, sodass dem Betroffenen sinnerfassendes Lesen wieder möglich ist. Das bewusste „Weiterschauen" beim Lesen ist eine wichtige Strategie, damit längere Wörter und Texte erfasst werden können.

Die Stelle des schärfsten Sehens bei Hemianopsie nach rechts

Bei der homonymen Hemianopsie (Halbseitenausfall) nach rechts findet sich in der Regel im Gesichtsfeldausfall ein kleines erhaltenes Sehfeld von zirka einem bis drei Grad **um den Fixationspunkt (Makula sparing)**, was durchaus einen guten Ansatz zum Erarbeiten der Lesefähigkeit bietet (Abb. 7).

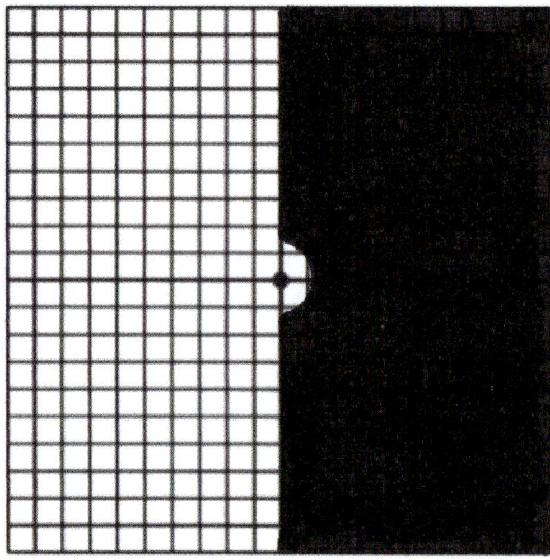

Abb. 7

Wichtig ist hierbei, dass Wörter und Texte nicht zu groß sind: Kleingedruckte Wörter passen eher in das Restgesichtsfeld als großgedruckte.

Gesichtsfeldausfälle nach rechts, die **durch den Fixationspunkt** verlaufen **(Makula splitting)** sind seltener, haben aber höchstes Störpotential, da die Wörter in Leserichtung sofort abbrechen: Lesen ist dem Patienten dadurch zunächst praktisch unmöglich (Abb. 8).

Zu Beginn der visuellen Rehabilitation können nur einzelne, kurze und möglichst vertikal angeordnete Worte geübt werden (S. 128–133).

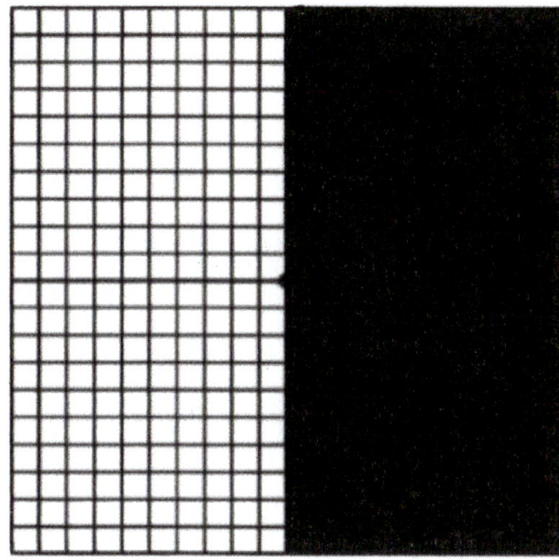

Abb. 8

Hinweis:

Gesichtsfeldausfälle an der Stelle des schärfsten Sehens (zentrale Gesichtsfeldausfälle) und deren Folgen erschließen sich für die Ergotherapie nur schwer. Es ist deshalb ratsam, bei diesen speziellen Problemen Rücksprache mit einer OrthoptistIn zu halten. Sie kennt schwierige zentrale Gesichtsfeldausfälle mit den Konsequenzen für das Lesen sowie weitere Probleme im Alltag und kann Therapiehinweise geben.

10. Ergotherapeutische Übungen / Eigenübungen RVKT (RAVENSBURGER VISUELLES KOMPENSATIONSTRAINING)

Der folgende Teil dieses Buchs besteht aus praktischen Übungen mit und ohne Materialien sowie Übungsblättern, die sowohl in der Therapie als auch als Eigenübungen von Patienten zuhause durchgeführt werden können.

Die Übungen sind ebenfalls für die orthoptische Therapie geeignet.

Die Übungen nach unserem **RVKT** (**R**AVENSBURGER **V**ISUELLES **K**OMPENSATIONS**T**RAINING) sind überwiegend so konzipiert, dass sie viele Sehanlässe enthalten und vom kognitiven Gehalt her teilweise recht einfach gehalten sind. Dies ermöglicht es, eine wirklich gezielte, konzentrierte Therapie anzubieten, in der die kostbare Therapiezeit nicht mit unspezifischen Tätigkeiten „vertan“ wird.

Aus unserer Erfahrung ist durch diese Vorgehensweise der größte Therapiefortschritt zu erzielen.

Wenn mit anderen Therapiematerialien gearbeitet oder beispielsweise Regelspiele durchgeführt werden, ist es wichtig, dabei stets die konkreten Betätigungsprobleme und Therapieziele des Patienten zu bedenken.

Beispiele nicht zielführender Therapieinhalte:

- Beeinträchtigungen der Lesefähigkeit werden nicht durch das Spielen von „Mensch ärgere Dich nicht“ oder „Solitär“ gefördert.
- Die Schwierigkeit, sich im Freien zu orientieren und durch Menschenansammlungen zu gehen, wird nicht bei der Durchführung von Werkarbeiten gefördert.

Dennoch fördert jede der in diesem Buch aufgeführten Übungen die Aufmerksamkeit und Konzentration und enthält anregende, wichtige Wechselwirkungen, die der Gesundung des Patienten zugutekommen, z. B.:

- Bei den Sehübungen im Freien werden auch andere Hirnareale zur Aktivität angeregt, da Emotionen und Gedanken mit dem Gesehenen verknüpft und damit Neugier und Kommunikation gefördert werden.
- Bei den Suchübungen im Handraum werden auch kognitive Verknüpfungen im Gehirn aktiviert, da zu den gesuchten Bildern beispielsweise Erinnerungen oder Meinungen bestehen.
- Bei der Arbeit mit den Übungsblättern kommt es zur Aktivierung verschiedener Hirnareale, da beispielsweise die Suchwörter eine Sehnsucht oder eine Erinnerung wachrufen oder ein Lückensatz zu einer kurzen Diskussion führt.

> Deshalb ist es wichtig, im Sinne einer „ganzheitlichen“ und dennoch stets zielerichteten Behandlung von Patienten mit Gesichtsfeldausfällen eine Kombination der in diesem Buch enthaltenen Übungsbereiche einzusetzen.

10.1 Einführung

Sehen ist ein zunächst unbewusster Vorgang, der die Bewältigung des Alltags im Beruf, in der Bewegung und Betätigung im häuslichen und öffentlichen Raum sowie die Teilhabe an sozialen und kulturellen Angeboten ermöglicht.

Wenn eine zerebrale Sehstörung eintritt und die Handlungsfähigkeit beeinträchtigt, ist eine intensive, umfassende Therapie- und Trainingsphase erforderlich, um dem Patienten zu helfen, trotz dieses Defizites das visuelle Wahrnehmungsvermögen zu stabilisieren und möglichst zu verbessern. Er muss lernen, mit seiner Beeinträchtigung umzugehen und Strategien erwerben, um bleibende Defizite so gut wie möglich zu kompensieren.

Hierzu bietet das **RVKT** (**R**AVENSBURGER **V**ISUELLES **K**OMPENSATIONS**T**RAINING) vielfältige Übungsmöglichkeiten und Materialien, die eine zielgerichtete Therapie ermöglichen.

10.2 Kompensationstraining/Sakkadentraining

Es gibt keinen Behandlungsansatz, der nachweislich Gesichtsfeldausfälle „heilen" kann. Die Wiederherstellung des Gesichtsfeldes durch visuelle Stimulation (Restitution) konnte nicht wissenschaftlich nachgewiesen werden.

Studien belegen, dass ein systematisches **Kompensationstraining** (auch **exploratives Training** und **Sakkadentraining** genannt) zur erheblichen Verbesserung des Sehens im Alltag führt. Die Behandlung mit Anleitung zum täglichen Training wird von Augenärzten und Neurologen als evidenzbasierte Rehabilitationsmethode empfohlen. Unter Sakkaden sind schnelle, bewusst oder durch visuelle Reize unbewusst ausgeführte Augenbewegungen zu verstehen.

In der Ergotherapie werden die Patienten angeleitet, ihren Gesichtsfeldausfall durch bewusste Suchbewegungen im untüchtigen Sehfeld zu kompensieren.

Der Alltag enthält eine Vielfalt von „Übungsmöglichkeiten", die in dieser Trainingsphase sowohl im therapeutischen Rahmen als auch als „Eigenübungen" zuhause und unterwegs durchgeführt werden können. Das Zeigen von geeigneten Übungen in der Therapie ist sinnvoll, damit der Patient sie anwenden und sie als „Eigenübungen" selbständig umsetzen kann. Nur, wenn der Patient über seine Sehstörung genau informiert ist und den Sinn der Therapieinhalte sowie die Anleitungen zur Eigenübungen versteht, verläuft die Therapie erfolgreich.

Wichtig: Übungen während der Therapie aufschreiben, damit sie nicht vergessen werden. Hierzu eignen sich die Blätter „Häusliche Übungen" auf S. 188/189.

Zu Beginn der nächsten Therapieeinheit sollte die Frage stehen, wie der Patient zurechtkam und ob die Übungen durchgeführt wurden. Die Aufklärung über die zerebrale Sehstörung und die Einsicht, dass häusliches Üben unerlässlich und ohne dieses ein Therapieerfolg nicht möglich ist, ist die Grundlage einer vertrauens- und sinnvollen Zusammenarbeit.

Im folgenden Kapitel werden Übungsmöglichkeiten zu verschiedenen Übungsbereichen in der Therapie vorgestellt. Viele davon können sehr gut als „Eigenübungen" zuhause durchgeführt werden.

Hinweis:

Die Auswahl der Übungen und der Schwierigkeitsgrad muss immer auf das Leistungsvermögen des einzelnen Patienten angepasst sein. Aus diesem Grund enthält dies Buch kein vorgegebenes Übungsprogramm; es bleibt dem Therapeuten überlassen, die passende Auswahl zu treffen. Zudem ist die Rückmeldung des Patienten sehr wichtig, um Über- oder Unterforderung während der Therapie und vor allem auch bei den häuslichen Übungen zu vermeiden.

Das heißt, dass schwer betroffene Patienten oft eine längere Zeit einfache Übungen und viele Wiederholungen brauchen, leichter betroffene Patienten hingegen gleich mit anspruchsvolleren Übungen beginnen können und rasche Fortschritte machen.

10.3 Übungen ohne Material

Während des gesamten Tages können Sehübungen mit großräumigen Augenbewegungen durchgeführt werden, wodurch die Einschränkungen des Sehens in erheblichem Maße kompensiert werden können. Die Übungen werden täglich mehrmals wiederholt und in kurzen Sequenzen durchgeführt. Die Anleitung bezüglich Häufigkeit und Dauer der Übungen sowie der Erholungspausen zwischen den Übungen ist wichtig, damit es nicht zu Unsicherheiten oder Überforderung kommt.

Augenbewegungen

Eine wichtige Kompensationsstrategie bei Gesichtsfeldausfällen besteht darin, ohne Mitbewegungen von Kopf und Rumpf die Blicke bewusst in das untüchtige Sehfeld zu führen. Die Anleitung dazu geschieht in der Therapiesitzung.

Zunächst ist es hilfreich, den Kopf mit der eigenen Hand zu fixieren (Abb. 9 und 10).

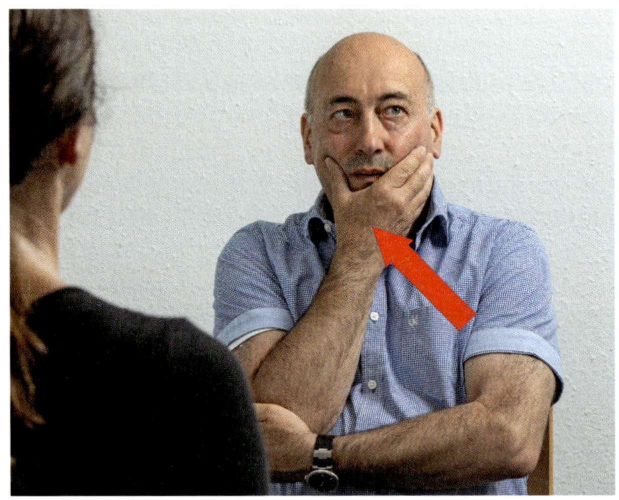

Abb. 9

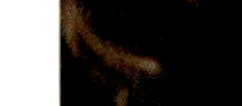

Abb. 10

Ein Transfer dieses Vorgangs in den Alltag wird sich nur einstellen, wenn durch intensives, häufiges Üben eine Automatisierung der Blickbewegungen erarbeitet wird.

Häufig beklagen Patienten, dass sie im untüchtigen Sehfeld Gegenstände, Personen oder Fahrzeuge nicht wahrnehmen und sich dadurch sehr unsicher fühlen. Vor allem im Freien, wenn sich Personen in verschiedene Richtungen bewegen und besonders im Straßen- und Fußgängerverkehr, ist dies sehr hinderlich und auch gefährlich. **Deshalb ist kompensatorisches, bewusstes Schauen im Alltag extrem wichtig.**

Natürlich muss im Alltag auch die Drehung des Kopfes genutzt werden, damit Sehziele, besonders im untüchtigen Gesichtsfeld, erfasst werden können. Fehlt aber die Anleitung zum bewussten kompensatorischen Bewegen der Augen, wird oft ausschließlich die Kopfbewegung genutzt. Fatalerweise kann dies die Sehwahrnehmung stark verlangsamen.

Es ist für die räumliche Orientierung sehr wichtig, den Kopf gerade über dem Rumpf zu halten. Dies ist die Grundhaltung für den sogenannten „Geradeausblick", von dem aus sämtliche Blickbewegungen und in deren Folge Kopf- und Körperbewegungen ausgeführt werden.

Um dies nachvollziehen zu können, empfehlen sich drei Selbstversuche zur Eigenbeobachtung:

- Wenn man beim Autofahren ohne Augenbewegungen, nur mit einem Geradeausblick und durch Kopfbewegungen auf die Straße, auf den Gegenverkehr, zu seinem Beifahrer, in den Rückspiegel, zum Tacho, auf das Display des Navigationsgerätes und zu den Außenspiegeln schaut, wird klar, dass wir unbedingt auch die Augenbewegungen brauchen, da wir mit der Kopfbewegung allein viel zu langsam sind und auch den wichtigsten Blick auf die Straße und den Verkehr dabei verlieren **(CAVE: diesen Selbstversuch unbedingt im stehenden Auto durchführen!).**
- Wenn man in einer Gesprächsrunde ohne Augenbewegungen, nur mit einem Geradeausblick und durch Kopfbewegungen zu der jeweils sprechenden / agierenden Personen schaut, wird auch hier klar, dass wir unbedingt die Augenbewegungen brauchen, da wir mit der Kopfbewegung viel zu langsam sind.
- Sucht man beim Supermarkteinkauf den Weg durch Regale und Waren, während man andere Kunden anschaut und ihnen ausweichen muss, wird auch hier deutlich, dass dies nur in Kombination mit Augenbewegungen möglich ist.

Im Folgenden gibt es Übungen, die zunächst in der Therapie erläutert und eingeübt und dann regelmäßig zuhause durchgeführt werden. Je häufiger die Betroffenen üben, desto wahrscheinlicher ist es, dass diese Strategie im Alltag umsetzbar ist. Dabei ist es wichtig, die Selbstwirksamkeit des Patienten anzuregen, beispielsweise durch ein Gespräch über die konkreten Möglichkeiten, die Übungen in der häuslichen Umgebung auszuführen.

Die Übungen in einer entspannten Sitzhaltung durchführen. Auch im Liegen oder Stehen sind sie möglich.

Zwischen den Übungen müssen zur Entspannung die Augen geschlossen werden. Dies kann durch „Palmieren" unterstützt werden (Abb. 11). Palmieren bedeutet, dass die geschlossenen Augen mit den leicht gewölbten Handflächen, ohne Druck auf den Augapfel, zugehalten werden. Dabei können die Ellenbogen auf dem Tisch aufgestützt und der Kopf gesenkt werden, sodass sich auch Schultern und Nacken entspannen.

Ein paar tiefe Atemzüge während des Palmierens wirken zusätzlich entspannend.

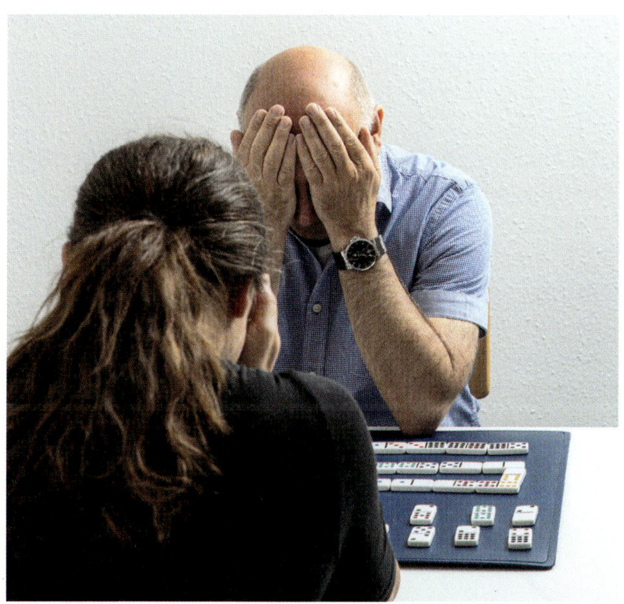

Abb. 11

Keinesfalls sollte pausenlos geübt werden, denn die Übungen sollen Spaß machen, um sie mit einer gewissen spielerischen Leichtigkeit in den Alltag einzubauen.

„Wandmaler“

Der Übende führt Augenbewegungen aus und stellt sich dabei vor, dass er wie ein Wandmaler die „Wand systematisch anmalt“. Die Augenbewegungen können entsprechend der Abb. 12–19 ausgeführt werden. Die Richtung ist beliebig.

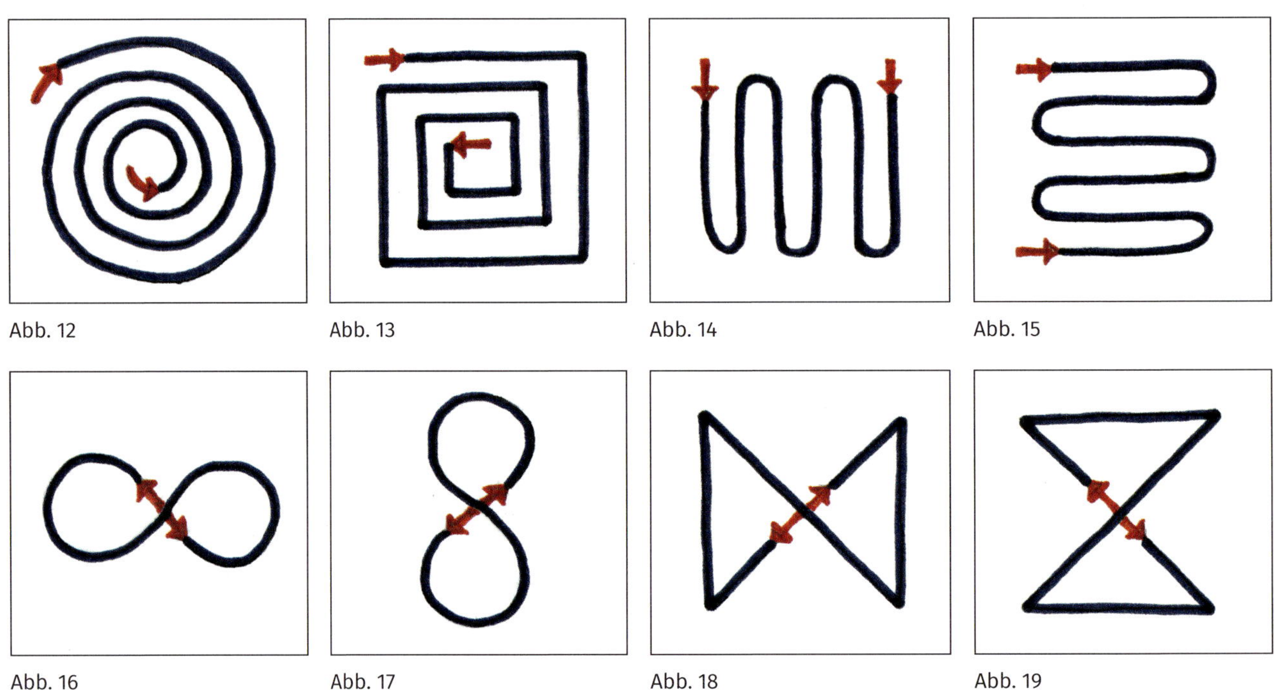

Abb. 12 Abb. 13 Abb. 14 Abb. 15

Abb. 16 Abb. 17 Abb. 18 Abb. 19

„Spiderman“

Von einem Fixpunkt an der gegenüberliegenden Wand (Patient hat einen Geradeausblick) werden die Blicke rasch und wiederholt in verschiedene Richtungen im untüchtigen Sehfeld geführt und Zielpunkte angepeilt (Abb. 20). Hilfreich ist dabei die Vorstellung, wie „Spiderman“ Spinnfäden am Ziel zu befestigen.

Eine weitere Möglichkeit: Im Wechsel schnelle Blickbewegungen seitlich ins untüchtige Sehfeld führen und in die gegenüberliegende Richtung zurück (Abb. 21).

Eine etwas schwierigere Variante: Schnelle Blickbewegungen schräg nach oben oder unten ins untüchtige Sehfeld führen und diagonal in die gegenüberliegende Richtung zurück (Abb. 22 / 23).

Zur Entspannung der Augenmuskeln und zum Ausgleich für diese ungewohnten, einseitigen Augenbewegungen zwischendurch immer wieder in alle anderen Richtungen schauen.

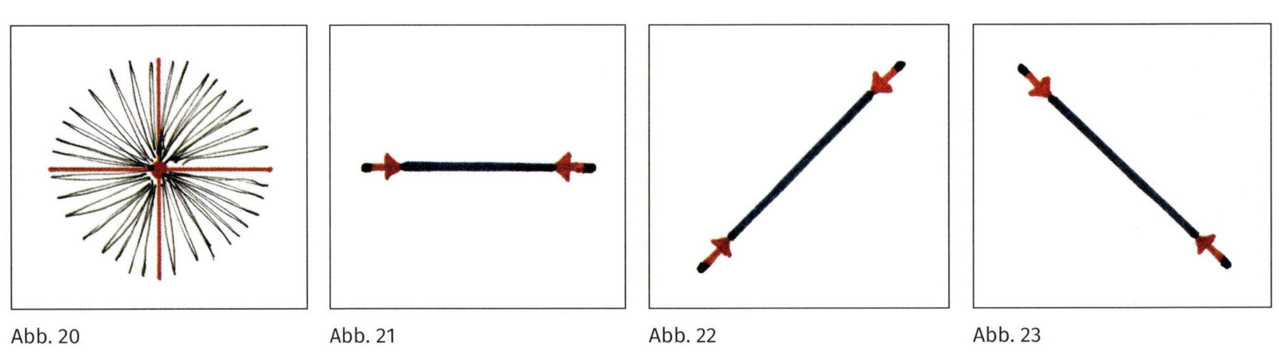

Abb. 20 Abb. 21 Abb. 22 Abb. 23

„Augen gegen Kopf“

Um die Beweglichkeit der Augenmuskeln und die Koordination der Augen- und Nackenbewegungen zu fördern, können gegenläufige Bewegungen von Augen und Kopf durchgeführt werden. Hierbei wird die automatische Blickwendung ins untüchtige Sehfeld gefördert. Dabei ist darauf zu achten, dass der Kopf vorsichtig und nur so weit bewegt wird, wie dies ohne Anstrengung möglich ist. Patienten mit Nackenbeschwerden müssen vor allem darauf achten, den Kopf nicht zu weit in den Nacken zu legen.

Die einfachste Variante ist, den Kopf zur einen Seite und die Augen zur anderen Seite zu drehen (Abb. 24). Wem dies schwerfällt, kann zunächst mit den Augen einen Punkt vor sich anschauen, und nur den Kopf zu beiden Seiten drehen. Mit etwas Übung gelingt es dann, Augen und Kopf gleichzeitig gegenläufig zu bewegen.

Eine etwas schwierigere, aber sehr sinnvolle Variante ist das diagonale gegenläufige Bewegen von Augen und Kopf (Abb. 25 / 26). Auch hier kann der Patient zunächst einen Punkt vor sich anschauen und nur den Kopf schräg nach oben und nach unten bewegen. Mit etwas Übung gelingt es dann, Augen und Kopf gleichzeitig gegenläufig zu bewegen.

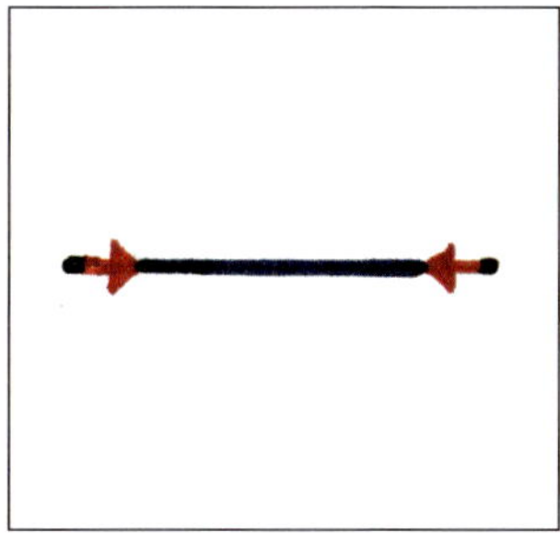

Abb. 24

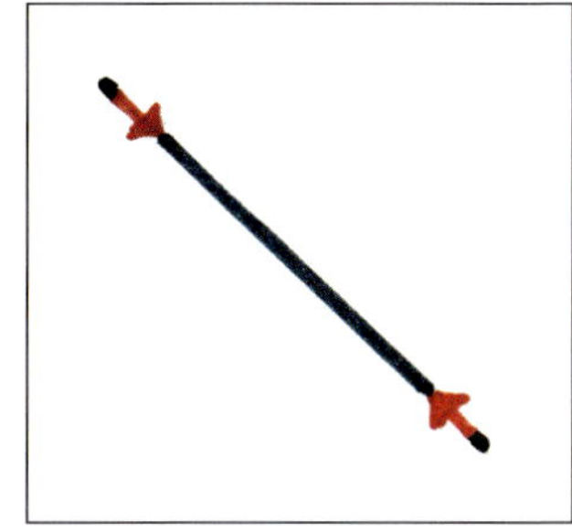

Abb. 25

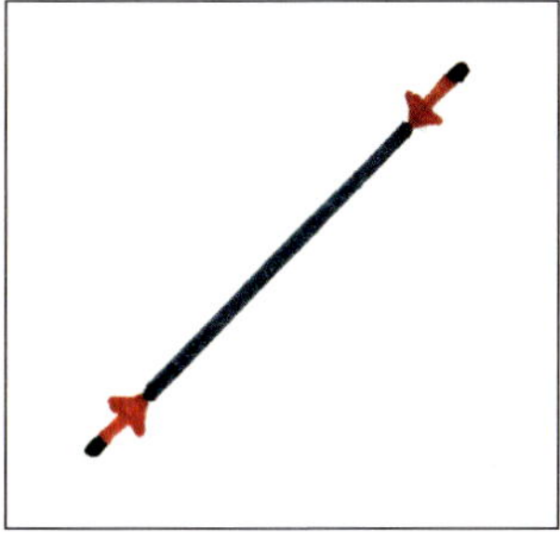

Abb. 26

Tipp:

Übungen zur Koordination der Augenmuskeln und der Muskeln im Bereich Hals / Nacken / Oberkörper enthält auch die Feldenkrais-Arbeit. Hier empfiehlt sich der Besuch von Fortbildungen, um diese Methode kennenzulernen und anwenden zu können.

„Randerscheinung“

Mit zwei dicken Stiften in einer kräftigen Farbe lässt sich eine Übung durchführen, die das aktive Sehverhalten fördert und den Versuch beinhaltet, das Sehfeld bzw. das eingeschränkte Gesichtsfeld zu beiden Seiten bewusst zu machen.

Die Stifte werden in einer bequemen Sitzhaltung etwa 30 cm vor das Gesicht gehalten. Die übende Person richtet den Blick auf einen Punkt vor sich auf der gegenüberliegenden Wand. Die Stifte werden nicht direkt angesehen und nicht mit den Augen verfolgt (starrer Geradeausblick) (Abb. 27 und 28, S. 52).

Die Stifte werden senkrecht und zum Start der Übung zusammengehalten und langsam gleichzeitig nach außen geführt, zunächst nur so weit, wie sie gerade noch im Blickfeld gesehen werden können. Sie werden wiederholt auseinander- und zusammengeführt, auch in verschiedene Richtungen. Zunehmend gelingt es den meisten Patienten auch, den Stift am Rand des beeinträchtigten Gesichtsfeldes genau wahrzunehmen.

Sinn der Übung: Der Patient wird sich seiner exakten Gesichtsfeldgrenzen bewusst, sodass er bessere kognitive Strategien zur Kompensation des Gesichtsfeldausfalls entwickeln kann.

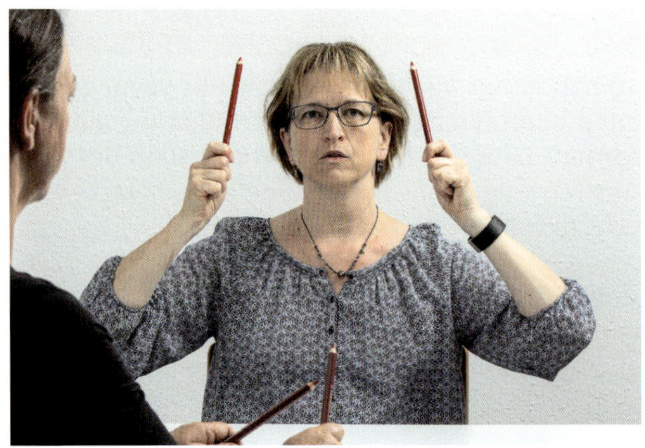

Abb. 27

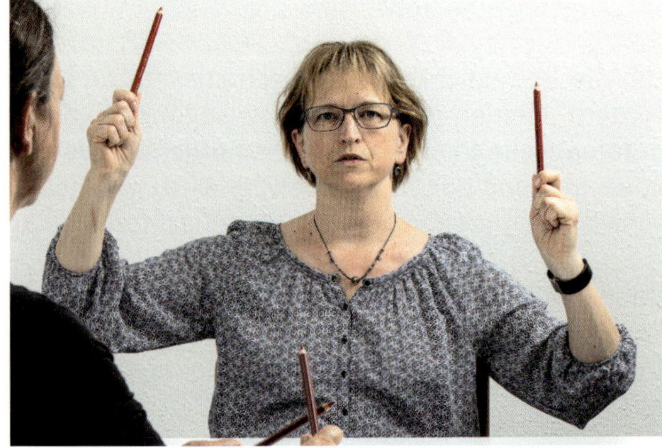

Abb. 28

Variante: Am Rand des Sehfeldes auf beiden Seiten mit den Stiften etwas hin und her wackeln. Dadurch wird die Konzentration maximal auf die Wahrnehmung am Rand des Sehfeldes gelenkt und evtl. die Möglichkeit der Remission unterstützt.

„Scanning“

Eine sehr intensive Übungsmöglichkeit ist, im Freien und in Raumdistanz intensiv Gegenstände, Personen und bewegliche Objekte anzuschauen, möglichst mit geradem Kopf. Dies bezeichnen wir als „Scanning“ (scanning = engl. bedeutet abtasten, überprüfen).

Die Patienten müssen dazu teilweise erst ermuntert werden, zumal das intensive Anschauen von Gegenständen ungewohnt und besonders das längere Anschauen von Menschen als „etwas unschicklich“ empfunden wird.

Schauen im Freien

Das gezielte Schauen im Freien sollte vorwiegend in das untüchtige Sehfeld erfolgen. Das bedeutet für die folgenden Übungsideen, sich entsprechend zu platzieren.

Beispiel: Der Patient hat einen Gesichtsfeldausfall nach rechts. Er sitzt im Straßencafé, beobachtet Passanten und setzt sich dazu so hin, dass er die von links nach rechts gehenden Personen beobachtet und, ohne den Kopf zu drehen, so lange wie möglich mit den Augen „verfolgt“. Ist der Gesichtsfeldausfall links, beobachtet er vor allem die Passanten, die von rechts nach links gehen.

Solche Übungen sind anfangs etwas anstrengend und ungewohnt. Deshalb ist es ratsam, immer wieder Pausen zu machen, „ins Leere“ oder in die Ferne zu schauen oder noch besser die Augen zu schließen.

Verschiedene Übungsanlässe:

- Im Straßencafé Menschen beobachten und dabei nach bestimmten Details oder Kategorien schauen, z. B.:
  - Brillenträger
  - Frisuren
  - Kleidungsstücke
  - Schuharten
  - Taschenarten

- Auto-, Zug-, Flugverkehr beobachten und nach bestimmten Details oder Merkmalen schauen, z. B.:
  - Autos: Marken / Autonummern
  - Züge: Typ / Menge der Wagen
  - Flugplatz: Aufschriften der Flugzeuge / der Fahrzeuge
- An Hecken / Waldrändern / Häuserzeilen entlanggehen, diese dabei intensiv anschauen und Details beobachten. Der Patient geht dabei so, dass sich die zu beobachtenden Dinge auf seiner sehuntüchtigen Seite befinden.

Schauen in Raumdistanz

Der Patient platziert sich so im Raum, dass sich im untüchtigen Sehfeld Einrichtungsgegenstände oder andere Details wie Türen, Fenster oder Bilder befinden.

Dann schaut er, ohne den Kopf zu drehen, nur mit Augenbewegungen in folgender Weise umher:

- Die Umrisse von Fenstern, Türen, Bildern und Einrichtungsgegenständen mit dem Blick „umfahren".
- Details und Menge von Einrichtungsgegenständen und Alltagsutensilien beobachten, z. B.: Wie viele Bretter sind im Regal / wie viele Vasen, Bücher, Gläser etc. stehen im Regalfach / wie viele Schranktüren sind in der Küchenzeile, etc.

10.4 Übungen mit Material

Im Handraum / auf dem Tisch

Unter Handraum versteht sich die nahe Umgebung, die, ohne aufzustehen, mit den Händen erreichbar ist. Die meisten der folgenden Übungen finden in einer ergonomischen Sitzposition am Tisch statt.
Um das untüchtige Sehfeld zu trainieren, wird die Umgebung so adaptiert, dass „Sehziele" im untüchtigen Sehfeld platziert sind. Ein bisschen Fantasie und Improvisationstalent sind gefragt, beispielsweise indem Gegenstände, Vorlagen zum Nachbauen, Bild- oder Wortkarten auf einen Stuhl, ein Regalbrett oder einen zugestellten Tisch gelegt werden.

Liegt eine Hemianopsie vor, wird das Material mit oder ohne Buchstütze auf einem Tisch platziert, der möglichst breit ist, damit großräumige seitliche Suchbewegungen mit den Augen ausgeführt werden können (Abb. 29 und 30).

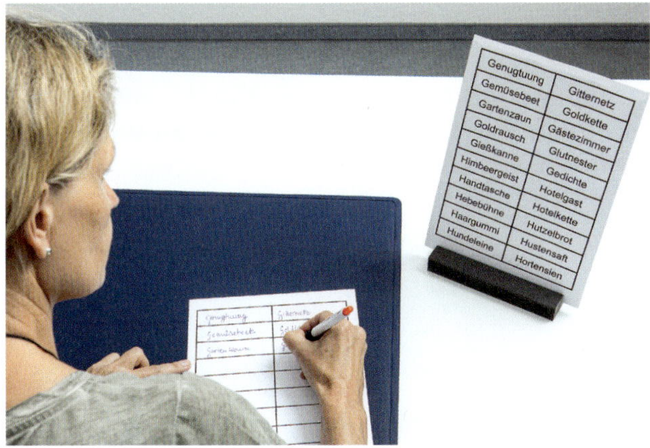

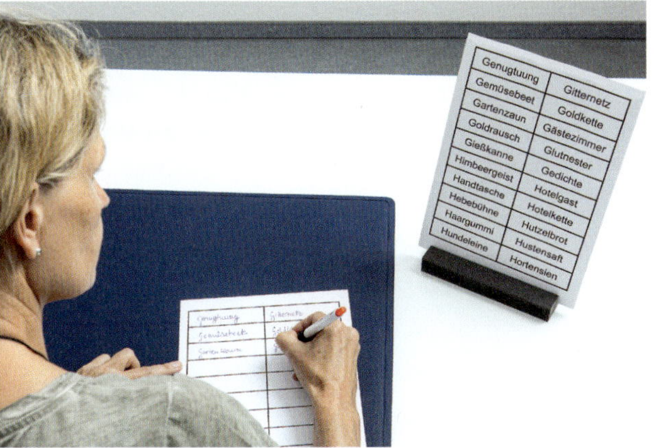

Abb. 29

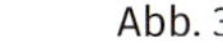

Abb. 30

Wenn sich der Gesichtsfeldausfall im rechten oder linken oberen Quadranten befindet, müssen Sehziele seitlich über Augenhöhe platziert werden. Ein höhenverstellbarer Notenständer (Abb. 31) oder ein Hocker, evtl. mit Buchstütze (Abb. 32) dienen als Hilfsmittel, um Aufgabenblätter und Vorlagen zu platzieren. Oder der Tisch wird so gestellt, dass das Arbeitsblatt im untüchtigen Sehfeld an einer Wand oder einem Möbelstück befestigt werden kann.

Ist der Gesichtsfeldausfall im unteren Quadranten, wird z. B. die Vorlage zum Nachbauen auf einem Stuhl im untüchtigen Sehfeld platziert (Abb. 33).

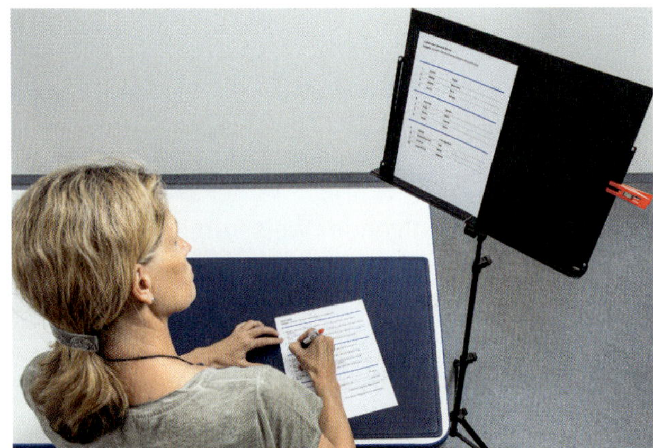

Abb. 31

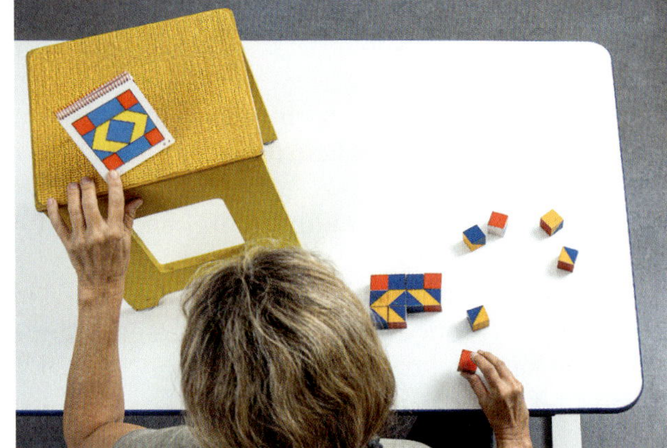

Abb. 32

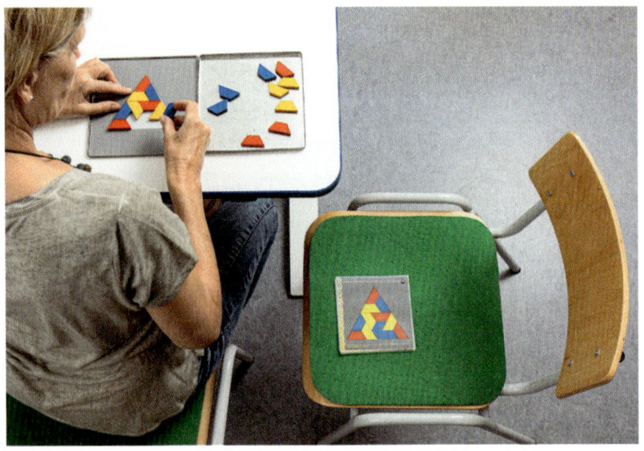

Abb. 33

Tipp:

Stellt in der Ergotherapiepraxis die Behandlung von Patienten mit Gesichtsfeldausfällen einen großen Teil des Therapieangebots dar, lohnt sich die Planung eines Arbeitsplatzes, an dem sich Materialien in allen Sehrichtungen ohne großen Aufwand anordnen lassen.

Die folgenden Übungen sind zunächst in der Therapie durchzuführen. Ist die Durchführung erlernt, lassen sie sich auch alleine oder mit Angehörigen zuhause wiederholen oder variieren. Damit die Therapie interessant und abwechslungsreich und an die Interessen und Fähigkeiten des Patienten angepasst ist, sollte das Praxismaterial an die Patienten ausgeliehen werden.

Bilder suchen

Hierzu eignen sich sämtliche Kartenspiele, die zwei gleiche Bildkarten enthalten, beispielsweise Memory. Je nach Leistungsstand werden mehr oder weniger Karten auf dem Tisch verteilt. Der Patient sucht, ohne den Kopf zu bewegen, die gleichen Karten und legt sie aus dem Spiel. Zunächst ist es wichtig, nur wenige Karten zu nehmen und die Menge zunehmend zu steigern.
Ebenso ist es einfacher, die Karten zunächst in Reihen zu legen und die Suchbewegungen waagerecht auszuführen (Abb. 34).
Zunehmend werden die Karten „durcheinander" auf dem Tisch verteilt (Abb. 35).
Die Situation lässt sich interaktiv gestalten, indem der Therapeut weitere Karten auf die leeren Stellen legt und zur Steigerung die Karten mehrfach verschiebt.

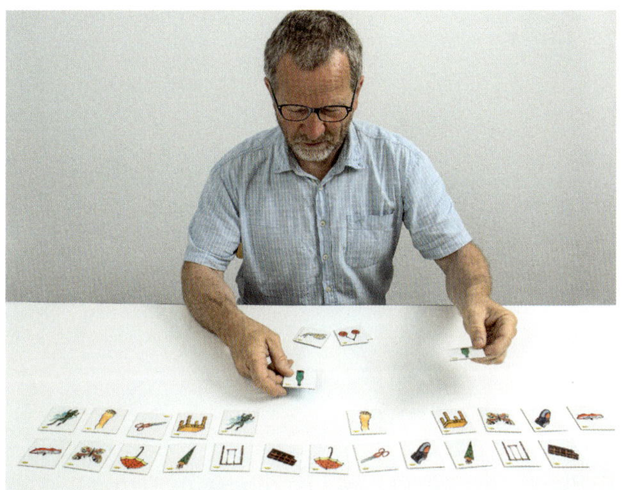

Abb. 34

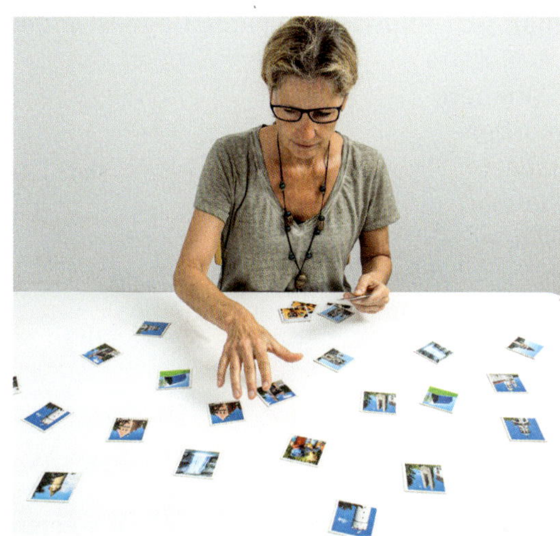

Abb. 35

Gegenstände suchen

Kleine Gegenstände werden auf dem Tisch verteilt, zunächst in Reihen, dann zunehmend „durcheinander".
Der Patient sucht die gleichen Gegenstände und legt sie zur Seite oder in ein Gefäß (Abb. 36).

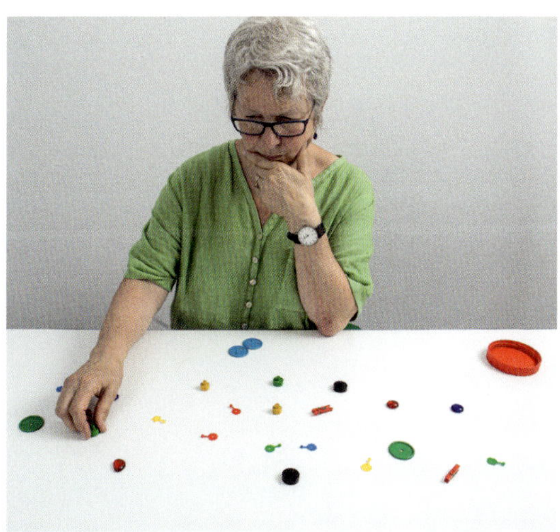

Abb. 36

Dazu eignen sich folgende Gegenstände:

- Büroklammern
- Geldmünzen
- Glasnuggets
- Legosteine
- Mühlesteine
- Nägel
- Schrauben/Schraubenmuttern
- Sicherheitsnadeln
- Steine

Mengen erfassen

Zirka drei bis zwölf gleiche, kleine Gegenstände in unterschiedlicher räumlicher Anordnung und mit unterschiedlichem Abstand auf den Tisch legen (in Richtung des untüchtigen Sehfeldes). Der Patient ermittelt die Menge durch Suchbewegungen der Augen.

Dazu eignen sich ebenfalls folgende Gegenstände:

- Büroklammern
- Geldmünzen
- Glasnuggets
- Legosteine
- Mühlesteine
- Nägel
- Schrauben/Schraubenmuttern
- Sicherheitsnadeln
- Steine

Dominosteine

Es gibt sogenannte 9er-Dominospiele mit 55 Spielsteinen; die höchste Augenzahl ist die Neun. Damit lassen sich vielerlei Legeübungen durchführen. Anders als im Original-Spiel werden die Spielsteine bei den meisten Übungen nicht verdeckt, sondern offen auf den Tisch gelegt.
Wichtig ist, zunächst eine Version mit weißen Punkten auf schwarzem Untergrund oder mit schwarzen Punkten auf weißem Untergrund zu verwenden. Der starke Kontrast erleichtert vor allem stärker betroffenen Patienten das visuelle Erfassen der Punkte.
Im weiteren Verlauf kann ein Spiel mit verschiedenen Farben zum Einsatz kommen (Abb. 37).

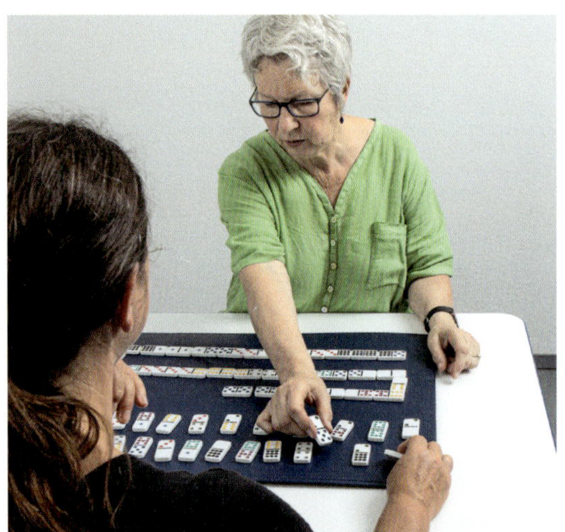

Abb. 37

Einige Übungsmöglichkeiten in steigendem Schwierigkeitsgrad:

- Einige Spielsteine mischen und verdeckt auf den Tisch legen. Einzelne Spielsteine in die Hand nehmen und die Menge der Punkte zählen, ohne mit dem Finger darauf zu zeigen.
  Diese Übung lässt sich auch spielerisch durchführen, indem Patient und Therapeut im Wechsel einen Spielstein nehmen, die Punktzahl zählen, notieren und zum Schluss addieren. Gewinner ist, wer mehr Punkte hat.
  Zur Steigerung zwei bis drei Spielsteine gleichzeitig nehmen.

- Alle Spielsteine werden offen auf den Tisch ins untüchtige Sehfeld des Patienten gelegt. In der Mitte des Tisches, vor dem Patienten, legen die Spielpartner im Wechsel einen Spielstein mit derselben Punktzahl an (Abb. 38).

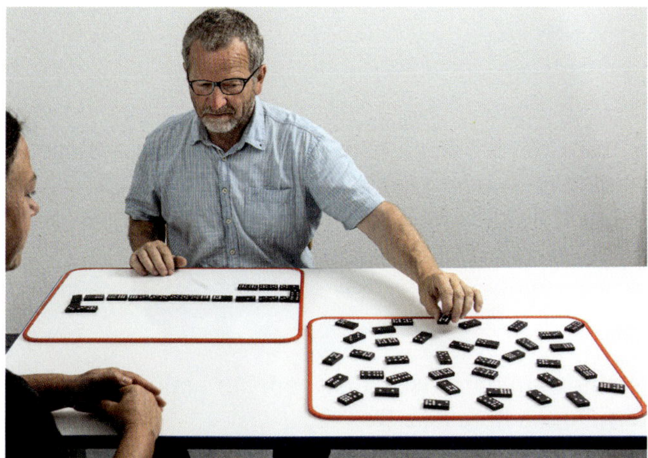

Abb. 38

  Sind alle Spielsteine verbraucht, einigen sich die Spielpartner, an welchem Ende der „Schlange" begonnen wird. Dann nimmt jeder im Wechsel zwei, drei oder je nach Leistungsvermögen mehr Spielsteine, zählt die Punkte, notiert die Menge und addiert sie am Schluss. Gewinner ist, wer mehr Punkte hat.

- Der Therapeut legt drei oder je nach Leistungsvermögen des Patienten mehr Spielsteine vor den Patienten, dieser schaut, welcher die kleinste / größte Punktzahl hat und nimmt diesen Spielstein heraus. Der Therapeut legt immer einen neuen Spielstein dazu.
  Steigerung: Die Spielsteine werden zunehmend weiter auseinandergelegt, auch in das untüchtige Sehfeld.

10.5 Arbeiten mit Wortkarten

Die Wortkarten (S. 60–71) bieten vielfältige Übungsmöglichkeiten und ermöglichen durch die große Schrift großräumige Suchbewegungen.

Vorbereitung:

Die Wortkarten auf dünnem Karton ausdrucken und ausschneiden. Etwas aufwändiger herzustellen, aber haltbarer sind laminierte Karten. Damit die Karten nach dem Einsatz nicht durcheinanderkommen, lassen sie sich, nach Anfangsbuchstaben sortiert, in Kuverts aufbewahren.

Je ein Exemplar der alphabetischen Aufstellung von Wörtern zur mehrfachen Nutzung laminieren.

Wörter suchen

Die Wortkarten in waagerechten, senkrechten oder schrägen Reihen auf den Tisch legen. Zunächst nur eine Reihe und zunehmend mehr Reihen auslegen. Der Therapeut nennt ein Wort, der Patient sucht dies durch systematische Suchbewegungen der Augen und legt es zur Seite. Auf die leere Stelle wird jeweils eine weitere Wortkarte gelegt.

Wörter alphabetisch ordnen

Wortkarten mit verschiedenen Anfangsbuchstaben in waagerechten, senkrechten oder schrägen Reihen auf den Tisch legen. Zunächst nur eine Reihe und zunehmend mehr Reihen auslegen. Der Patient ordnet die Wortkarten alphabetisch. Dazu ist es wichtig, vorher festzustellen, ob der Patient das Alphabet beherrscht! Diese Übung kann interaktiv gestaltet werden, indem der Therapeut die entnommenen Karten durch weitere ersetzt.

Buchstaben zählen

Die Wortkarten in mehreren waagerechten, senkrechten oder schrägen Reihen auf dem Tisch auslegen. Der Patient zählt die Buchstaben der Wörter und legt die Karten mit der gleichen Zahl zur Seite. Diese Übung ist besonders für Patienten geeignet, die durch den Gesichtsfeldausfall Leseprobleme haben. Sie schult das exakte Erfassen der einzelnen Buchstaben.

Buchstaben und Kombinationen suchen

Die Wortkarten in waagerechten oder senkrechten Reihen auf dem Tisch auslegen. Der Patient sucht Wörter mit bestimmten Buchstaben oder Buchstabenverbindungen heraus, z. B.:

- Wörter mit Doppellauten wie ee, ff, ll, mm, nn, oo, pp, rr, ss, tt
- Wörter mit au, ei, eu, ie
- Wörter mit einer bestimmten Anzahl von Vokalen
- Wörter mit einer bestimmten Anzahl von Konsonanten

Wörter abschreiben

Eine der ganzseitigen Aufstellungen von Wörtern im untüchtigen Sehfeld des Patienten platzieren, beispielsweise mit einer Buchstütze. Der Patient schreibt die Wörter in die leeren Kästchen des Übungsblatts von S. 72 (Abb. 39).

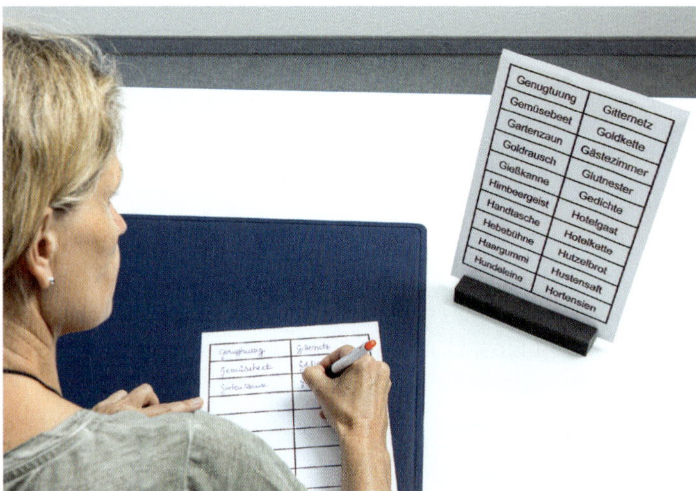

Abb. 39

Wörter suchen und legen

Eine der ganzseitigen Aufstellungen von Wörtern in das untüchtige Sehfeld des Patienten platzieren. Die passenden Wortkarten unsortiert in Reihen legen. Der Patient sucht die Wortkarten und legt sie entsprechend der Aufstellung vor sich hin (Abb. 40).

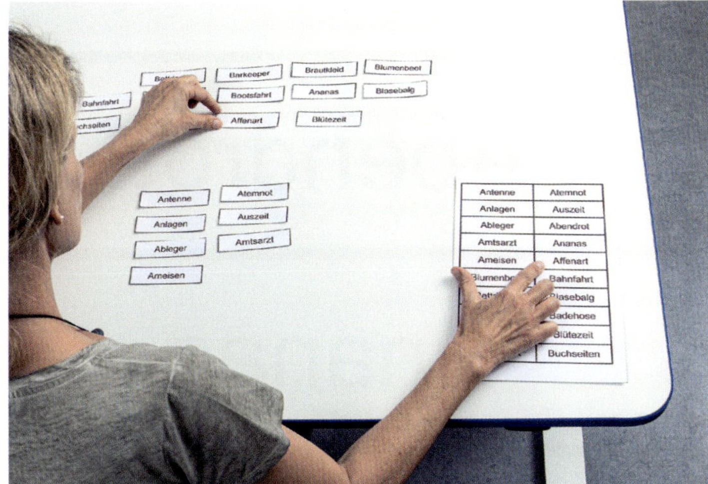

Abb. 40

10.5 Wortkarten

Antenne	Atemnot
Anlagen	Auszeit
Ableger	Abendrot
Amtsarzt	Ananas
Ameisen	Affenart
Blumenbeet	Bahnfahrt
Bettdecke	Blasebalg
Brautkleid	Badehose
Barkeeper	Blütezeit
Bootsfahrt	Buchseiten

10.5 Wortkarten

Chronik	Chemie
Charisma	Charme
Chemikalie	Chorleiter
Charmeur	Christentum
Chloroform	Chamäleon
Duschkopf	Dominanz
Druckerei	Drehstuhl
Dachdecker	Dimension
Dramatiker	Dämmerung
Dosenpfand	Drahtzaun

10.5 Wortkarten

Ebenbild	Ehepaar
Eselsbrücke	Emmentaler
Essensrest	Emotionen
Endeffekt	Ewigkeit
Erdbeere	Edamer
Forstwirtschaft	Fortschritt
Fachwerkhaus	Flachdach
Fangemeinde	Finanzamt
Facharbeiter	Fotografin
Fastenzeit	Fahrräder

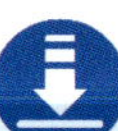

10.5 Wortkarten

Genugtuung	Gitternetz
Gemüsebeet	Goldkette
Gartenzaun	Gästezimmer
Goldrausch	Glutnester
Gießkanne	Gedichte
Himbeergeist	Hotelgast
Handtasche	Hotelkette
Hebebühne	Hutzelbrot
Haargummi	Hustensaft
Hundeleine	Hortensien

10.5 Wortkarten

Immergrün	Imbiss
Intelligenz	Irrwege
Italienerin	Impfung
Inselstaat	Igelnest
Isolation	Irritation
Jasmintee	Justiziar
Jedermann	Jamaika
Justizpalast	Jetztzeit
Jojoeffekt	Junikäfer
Jobsuche	Jungvieh

10.5 Wortkarten

Klaviertaste	Krankenhaus
Küstenwache	Kinderstube
Klingelknopf	Kaminfeuer
Korallenriff	Kältewelle
Krustentiere	Kahnfahrt
Lampenfieber	Listenplatz
Lehrerzimmer	Lesebuch
Laubbaum	Langeweile
Lindenstraße	Lesereise
Lorbeerblatt	Leberwurst

10.5 Wortkarten

Mieterschutz	Mixgetränk
Mantelknopf	Musiksaal
Morgengruß	Material
Muttermal	Mittelmaß
Mindestlohn	Museum
Namenschilder	Nusstorte
Notausgang	Nesthocker
Naturschutz	Nebenjob
Nistkasten	Nordpol
Notenschrank	Nierentee

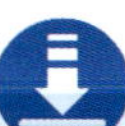

10.5 Wortkarten

Ortsvorsteher	Oberleitung
Ofengemüse	Offenheit
Osternest	Omnibus
Opernsänger	Opernball
Ohnmacht	Obstsalat
Palmengarten	Paukenschlag
Pfefferminz	Petersburg
Prunkschloss	Popkonzert
Preisschild	Plüschtier
Preisbindung	Politiker

10.5 Wortkarten

Quittengelee	Quotienten
Querkopf	Qualität
Quatschkopf	Quietschente
Quacksalber	Quantum
Quarkspeise	Querstange
Rosmarin	Rasenmäher
Riesenrad	Rotkraut
Rumtopf	Rampenlicht
Rübenzucker	Rinderzucht
Rahmsoße	Rohrbruch

10.5 Wortkarten

Sinnsuche	Sippenhaft
Süßspeise	Soßenlöffel
Supermann	Stadtplan
Schonkost	Schaufenster
Schuhfabrik	Schmalzbrot
Tagesform	Tulpenbeet
Türklingel	Tragetuch
Tischtuch	Tollwut
Tyrannei	Tapeten
Trompeten	Tierliebe

10.5 Wortkarten

Umleitung	Uferweg
Unsinn	Uhrmacher
Umgebung	Ungnade
Urenkel	Umzüge
Umsatzsteuer	Uhrzeiger
Vanillezucker	Vasenform
Versammlung	Vorrang
Vorsatz	Vanilleeis
Vizekanzler	Vorsänger
Vielfraß	Vierteltakt

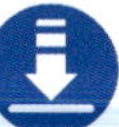

10.5 Wortkarten

Wasserbett	Wasserfälle
Westwind	Weltall
Wundheilung	Wiesenblume
Wintersport	Wohlgefühl
Wohnungen	Wühlmäuse
Zündholz	Zahlenrätsel
Ziegenstall	Zweckverband
Zauberspruch	Zeckenbiss
Zaungäste	Zornesröte
Zielgerade	Zahnschmelz

10.5 Wortkarten

10.6 Räumlich-konstruktive Übungen

Mit Materialien, die sich zum Legen von Formen eignen, legt der Patient vorgegebene Formen/Muster nach. Die Vorlage liegt im untüchtigen Sehfeld auf dem Tisch, der Patient erkundet diese mit permanenten Suchbewegungen der Augen und baut sie in der Mitte vor seinem Körper nach.

Die Übungen lassen sich interaktiv gestalten, d.h., der Therapeut legt immer ein neues Materialteil zu seiner Vorlage und der Patient ergänzt seinen Nachbau.

Dazu eignen sich unter anderem folgende Materialien, die auch zur Rehabilitation räumlich-konstruktiver Störungen eingesetzt werden:

- Selbst erstellte Formen nach Empfehlung aus dem Buch „Das rote Mosaik", Verena Schweizer / Susanne Wachter-Müller (Abb. 41)
- Nikitin-Musterwürfel, verschiedene Anbieter (Abb. 42)
- Stäbchen aus dem Spiel „Packesel", Schmidt Spiele (Abb. 43)

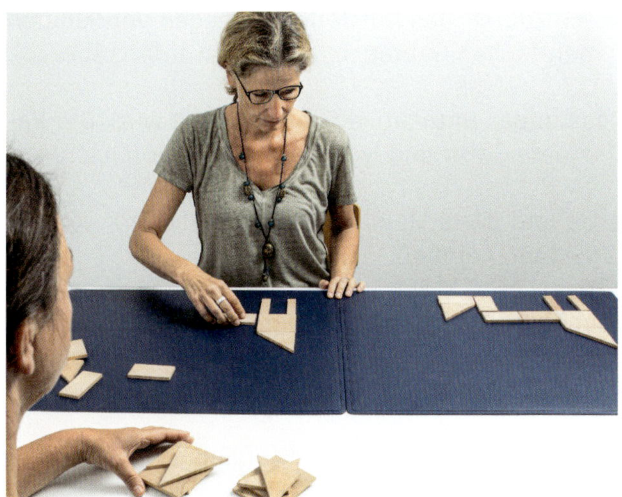

Abb. 41

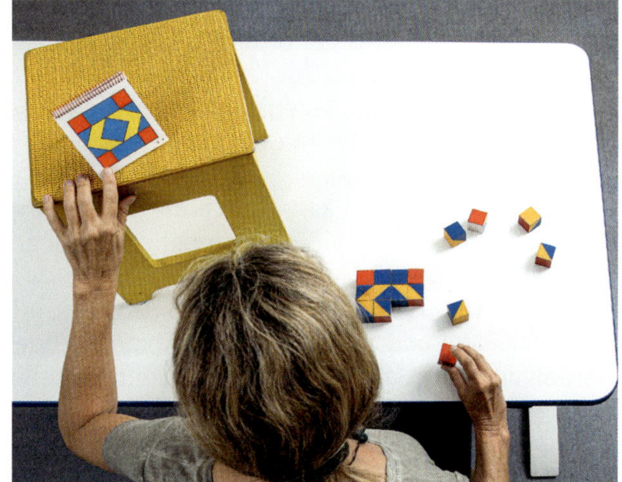

Abb. 42

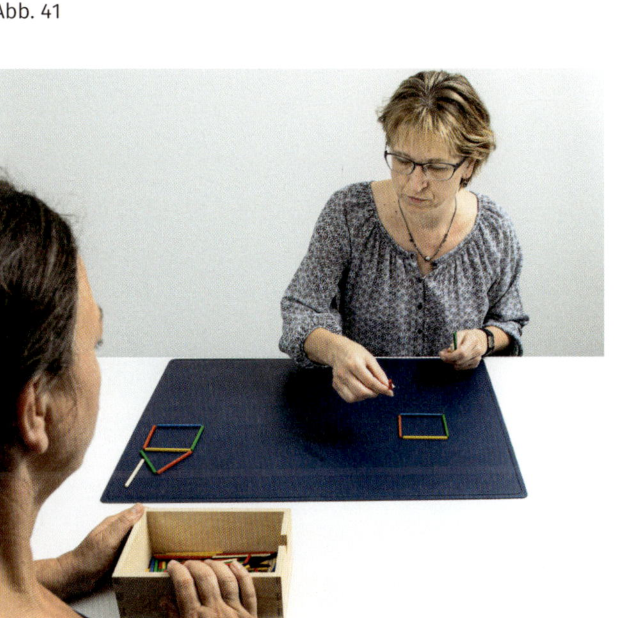

Abb. 43

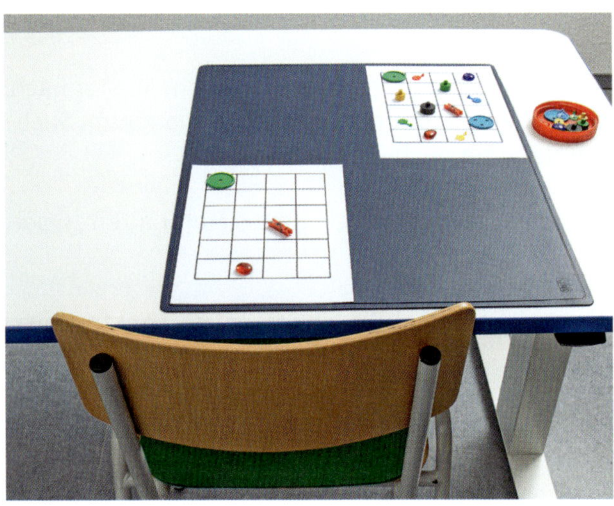

Abb. 44

Eine weitere Übungsmöglichkeit in diesem Bereich besteht durch das Aufstellen/Auflegen von kleinen Gegenständen in eines der Gitter (S. 75 und 76), die zum mehrfachen Gebrauch laminiert werden (Abb. 44).

Der Therapeut legt die Gegenstände in das eine Gitter, das in das untüchtige Sehfeld gelegt wird. Der Patient bekommt die gleichen Gegenstände und das gleiche leere Gitter und legt die Konstellation nach.

Der Schwierigkeitsgrad kann durch die zunächst größeren und dann kleineren Gitter gesteigert werden. Anfangs lassen sich weniger und zunehmend mehr Gegenstände nehmen.

Auch diese Übung lässt sich interaktiv gestalten, indem der Therapeut immer weitere Gegenstände auf seine Vorlage legt und der Patient die entsprechenden Gegenstände seiner Sammlung sucht. Wenn möglich, werden auch die Gegenstände des Patienten in sein untüchtiges Sehfeld gelegt.

Um diese Übungsart ohne größere Vorbereitung durchzuführen, ist es sinnvoll, eine Sammlung von Doppelgegenständen in einem Behälter parat zu haben.

Dazu eignen sich beispielsweise folgende Gegenstände:

- Büroklammern
- Farbige Spielfiguren
- Farbige Knöpfe
- Glasnuggets
- Kleine Spieltiere
- Kleine Wäscheklammern
- Legosteine
- Mühlesteine
- Würfel

10.6 Gitter a

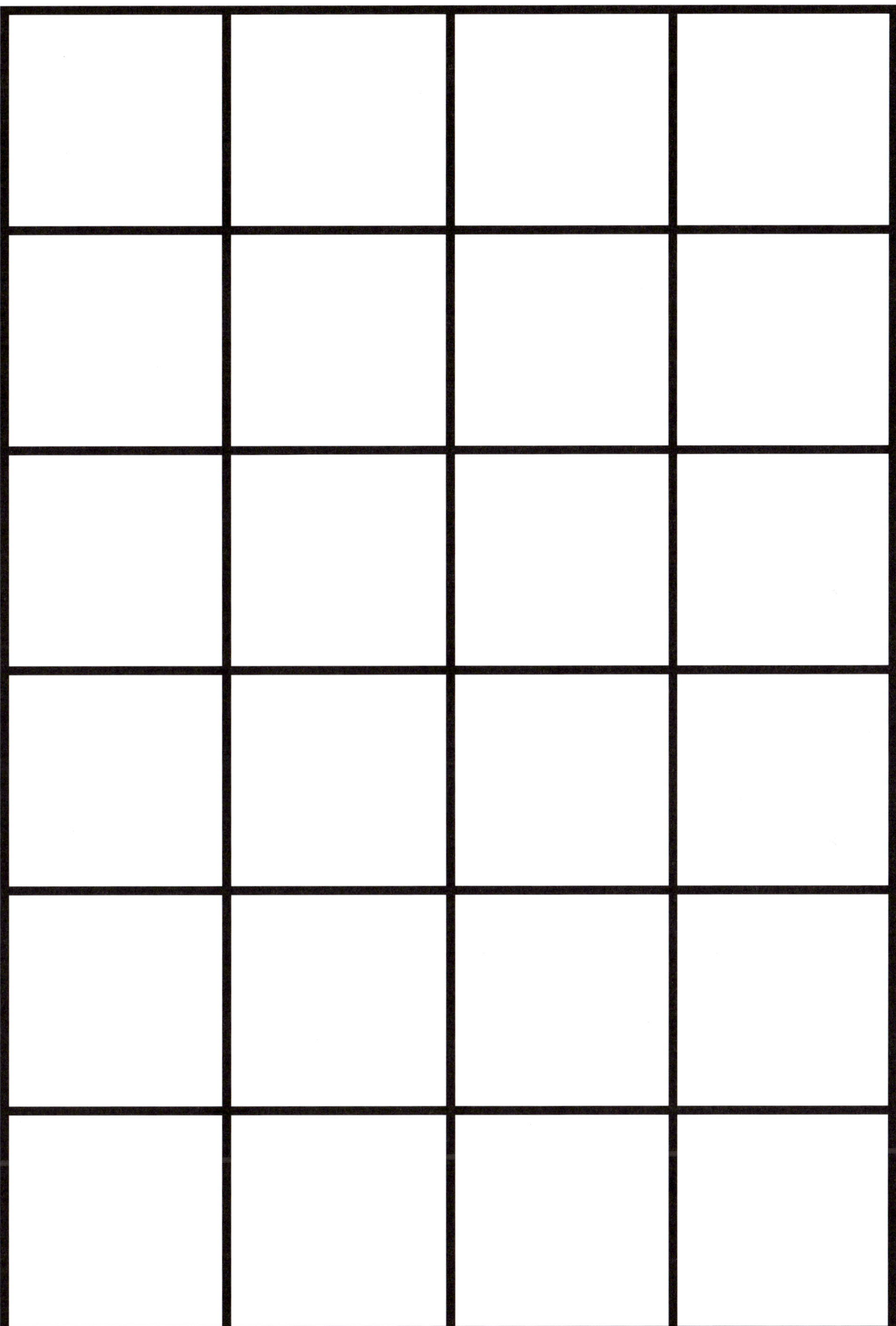

10.6 Gitter b

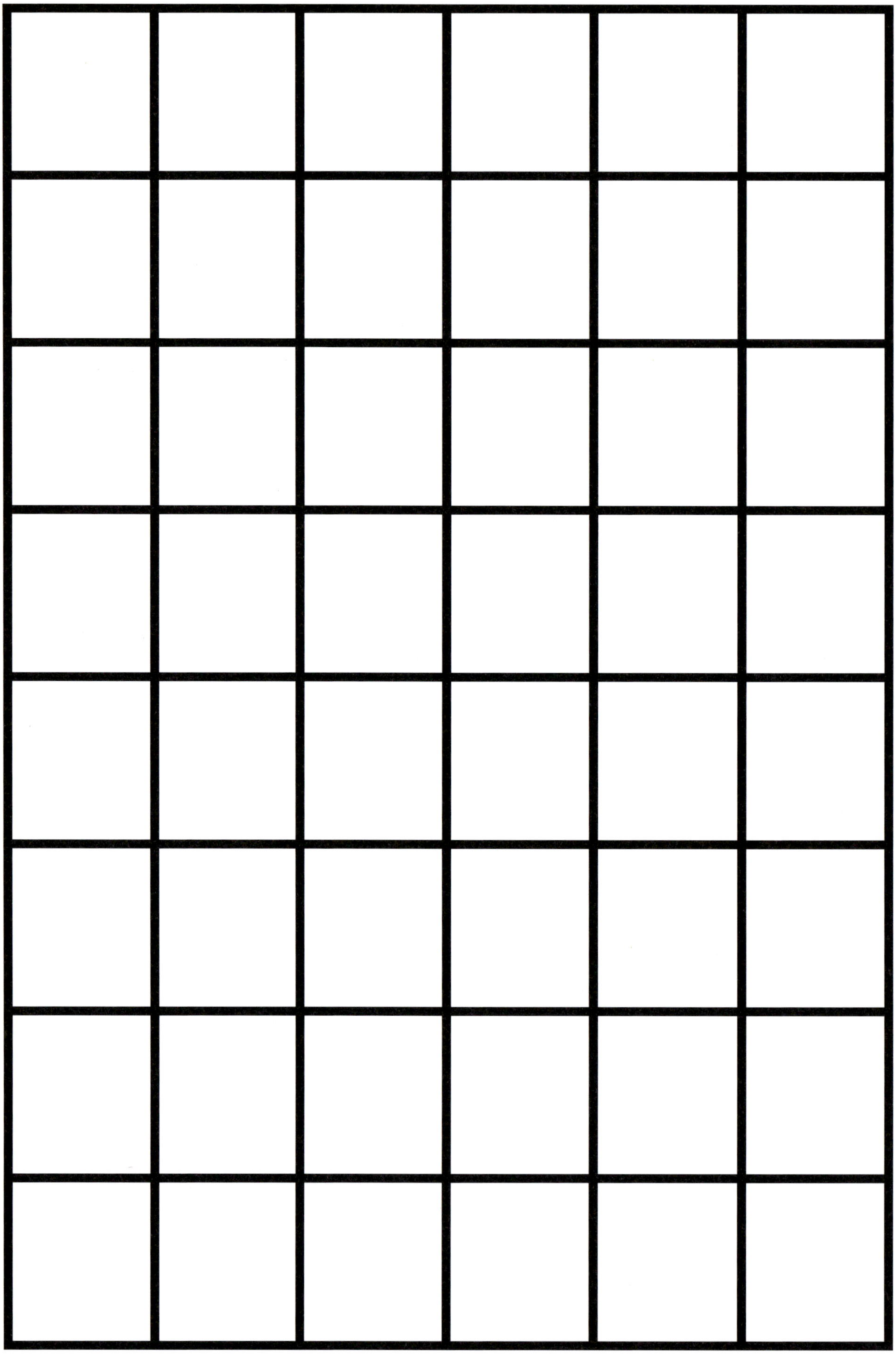

11. Übungsblätter / Suchübungen

Die folgenden Übungsblätter für Suchübungen können in der angegebenen Weise oder auch entsprechend der Übungsvorschläge in verschiedenen Variationen durchgeführt werden. Sie eignen sich nicht nur für die Therapiesitzungen, sondern können auch als häusliche Übungen mitgegeben werden.

Zusätzlich zu den Augenübungen und dem Kompensationstraining (Sakkadentraining) bieten die Übungsblätter viele Möglichkeiten, um die Einschränkungen beim Lesen, die durch den Gesichtsausfall bestehen, zu überwinden. Dadurch, dass die Übungsblätter weitgehend keine kognitiven Aufgabenstellungen beinhalten, ist damit ein intensives Sehtraining möglich.

Die Übungsblätter sind übersichtlich gestaltet und mit Unterteilungen versehen, damit keine Überforderung entsteht. Sie können bei Bedarf auf DIN-A3 vergrößert werden, um das großräumige Schauen zu fördern.

Wenn Patienten Mühe haben, sich in den Zeilen zu orientieren, ist der Einsatz eines **Zeilenhalters** sinnvoll. Dieser kann aus einem schwarzen Pappstreifen selbst hergestellt werden und lässt sich durch ein aufgeklebtes Holzstäbchen oder einen anderen Gegenstand leichter verschieben. Er sollte 20 cm lang und ca. 4 cm breit sein und eignet sich damit zum Arbeiten auf DIN-A4-Blättern (Abb. 44).

Der Zeilenhalter ermöglicht dem Patienten, Zeilen visuell zu halten, was das Lesen in Büchern oder Zeitschriften sehr erleichtert und dabei hilft, die neue Zeile zu finden.

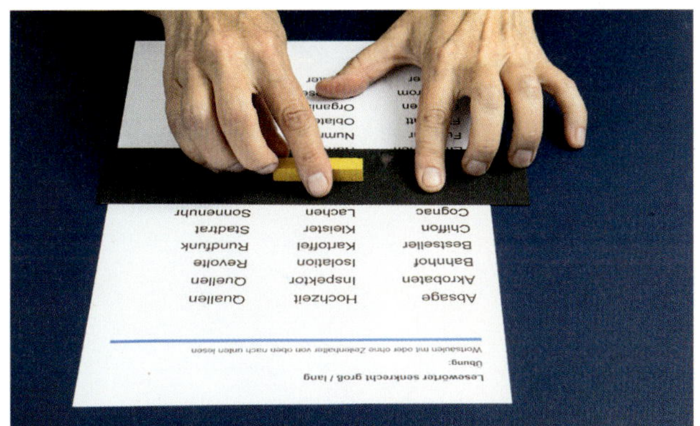

Abb. 44

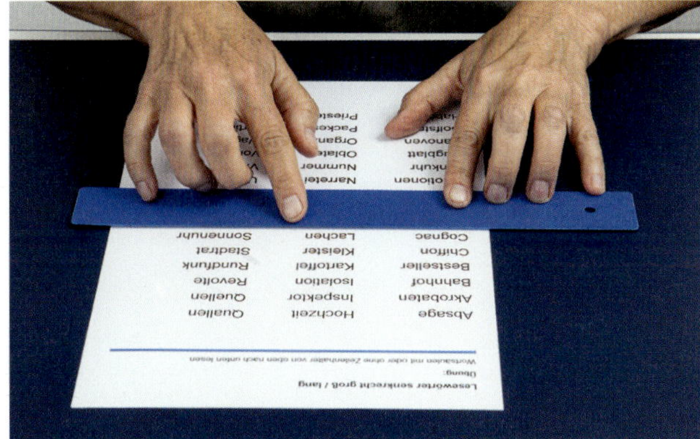

Abb. 45

Auch ein **Lineal** kann hilfreich sei, um beim Lesen nicht aus der Zeile „zu rutschen" und den neuen Zeilenanfang zu finden (Abb. 45). Das Lineal darf nicht durchsichtig sein, und man kann es umdrehen, damit die Zahlen und andere Aufschriften nicht stören.

11.1 Musterreihen suchen

Auf den folgenden Übungsblättern befinden sich fortlaufende Musterreihen.

In diesen Musterreihen werden vorgegebene Reihenfolgen von Mustern gesucht und mit einem Farbstift umrahmt.

Die Vorgaben befinden sich auf dem Aufgabenblatt S. 79. Dieses wird in das untüchtige Sehfeld platziert.

Die Vorgaben können auch auf dünnem Karton ausgedruckt und auseinandergeschnitten werden. Haltbarer sind diese, wenn sie laminiert werden.

Wenn der Patient Schwierigkeiten hat, sich in den Reihen zu orientieren, kann ein Zeilenhalter benutzt oder ein schwarzes Blatt untergelegt werden.

Die vorgegebenen Musterreihen (Aufgabenblatt Musterreihen) können in die leeren Reihen auf dem Blatt „Musterreihen abzeichnen" eingezeichnet werden.

Hinweis:

Diese Übung ermöglicht sowohl ein intensives Suchverhalten in den Reihen als auch das wiederholte Hinwenden des Blicks zum Aufgabenblatt und zurück zum Übungsblatt.

11.1 Aufgabenblatt Musterreihen

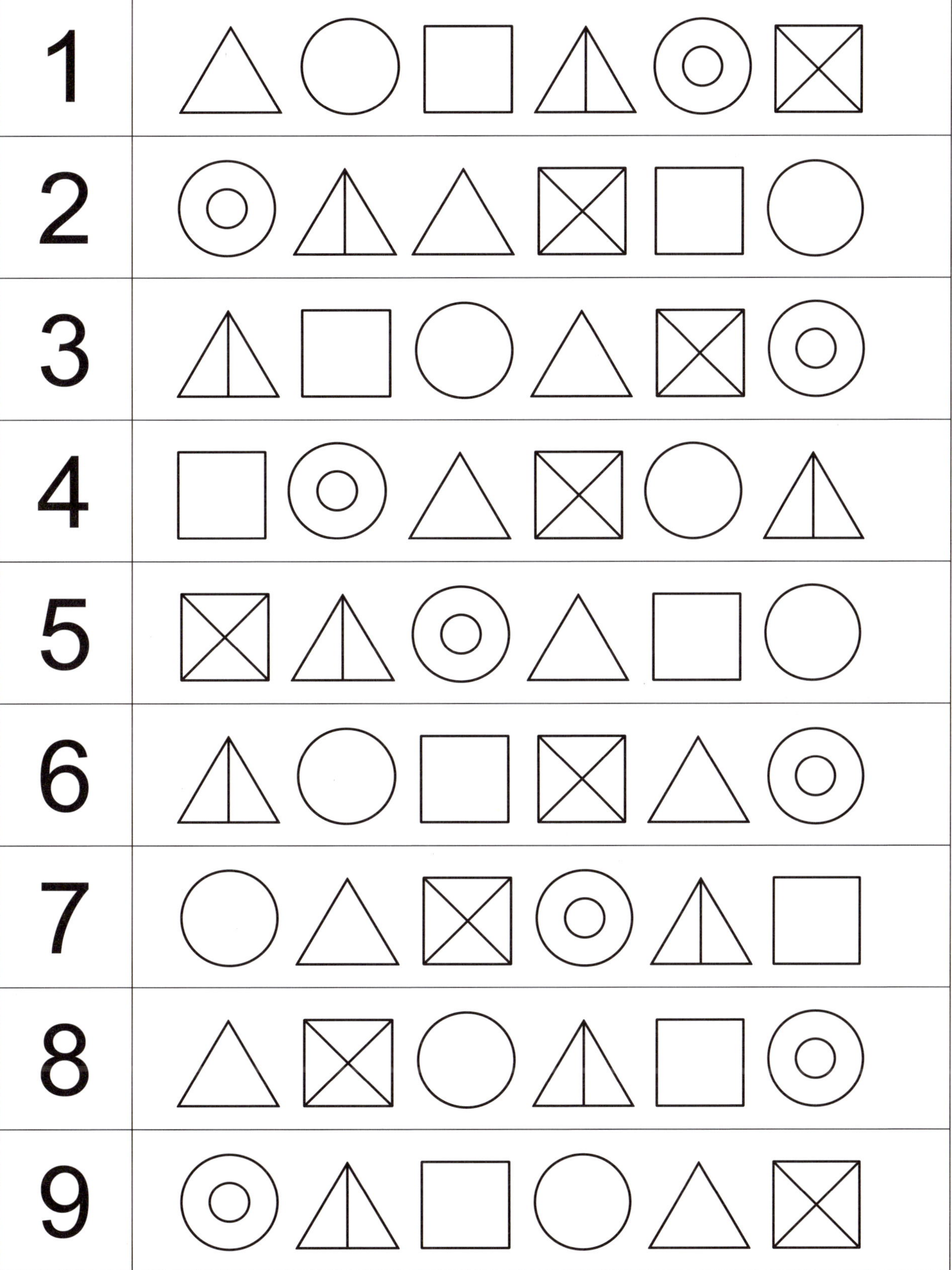

11.1 Musterreihen abzeichnen

Übung: Die Musterreihen vom „Aufgabenblatt Musterreihen“ in die leeren Reihen zeichnen.

Name: **Datum:**

1	
2	
3	
4	
5	
6	
7	
8	
9	

11.1 Musterreihen suchen

Übung: Die mit Nummer 1 bis 3 markierten Musterreihen auf dem „Aufgabenblatt Musterreihen“ suchen und hier farbig umrahmen.
In jedem Abschnitt ist die Kombination 3 × vorhanden.

Name: **Datum:**

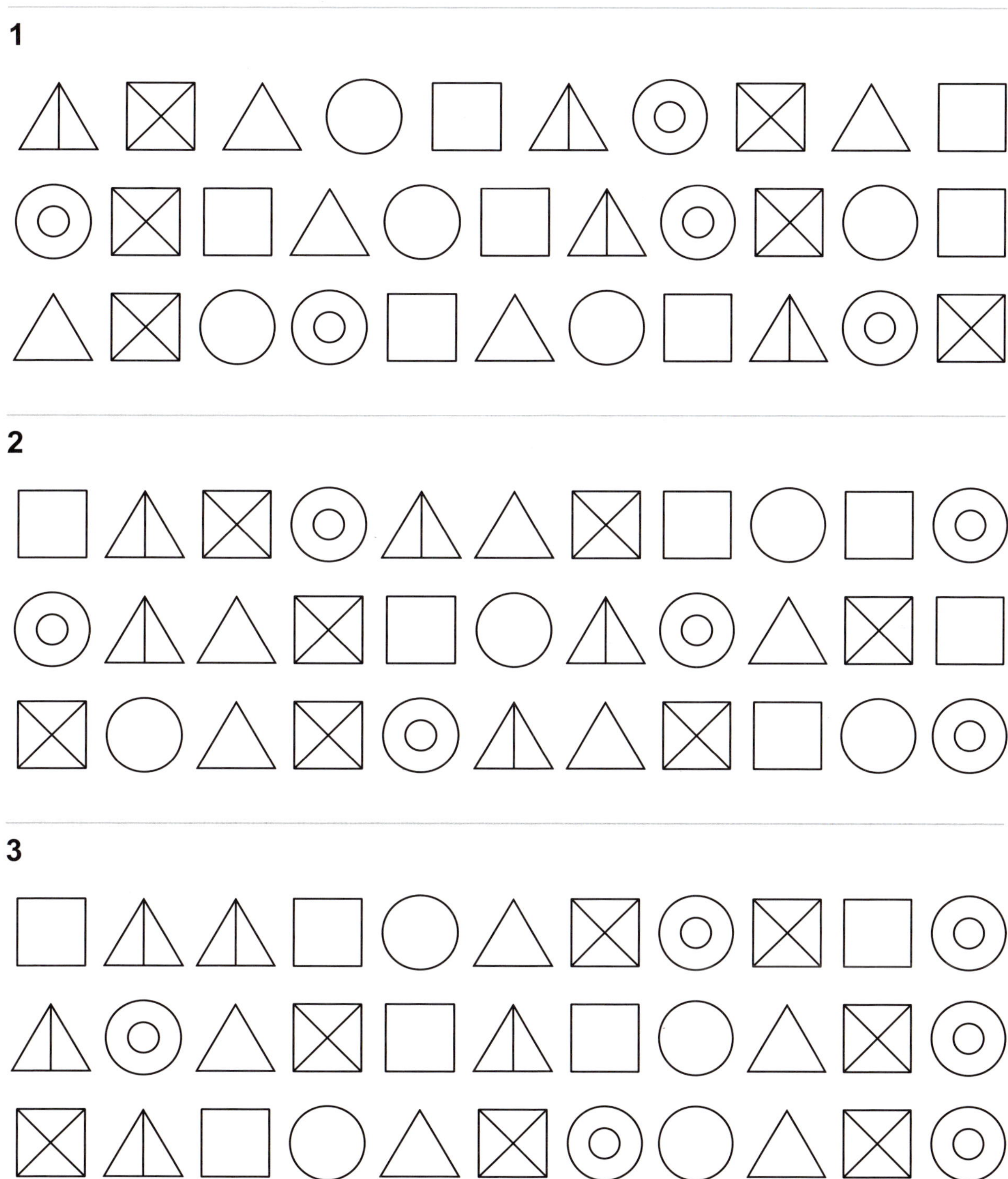

11.1 Musterreihen suchen

Übung: Die mit Nummer 4 bis 6 markierten Musterreihen auf dem „Aufgabenblatt Musterreihen“ suchen und hier farbig umrahmen.
In jedem Abschnitt ist die Kombination 3 × vorhanden.

Name: **Datum:**

4

5

6

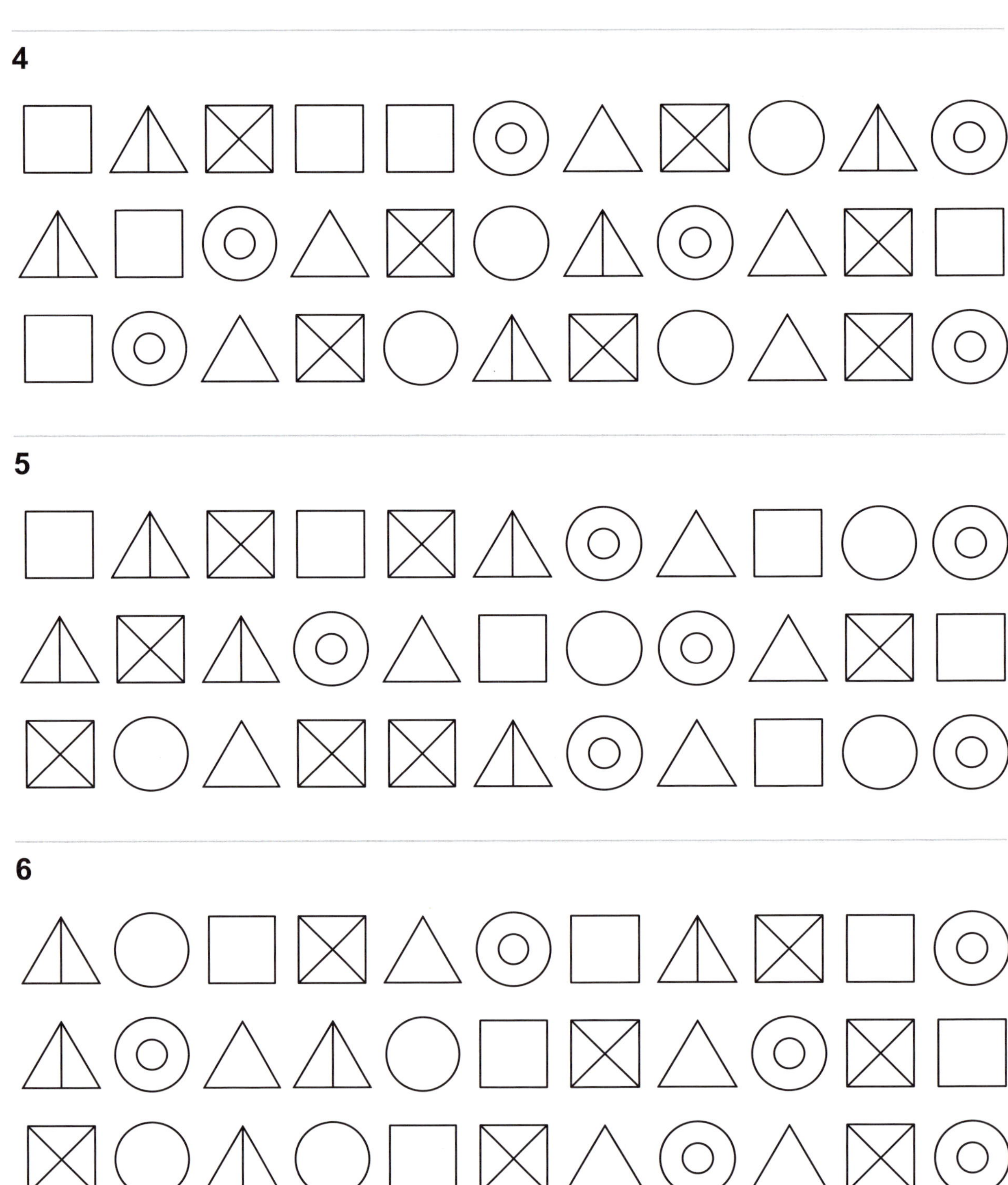

11.1 Musterreihen suchen

Übung: Die mit Nummer 7 bis 9 markierten Musterreihen auf dem „Aufgabenblatt Musterreihen“ suchen und hier farbig umrahmen.
In jedem Abschnitt ist die Kombination 3 × vorhanden.

Name: **Datum:**

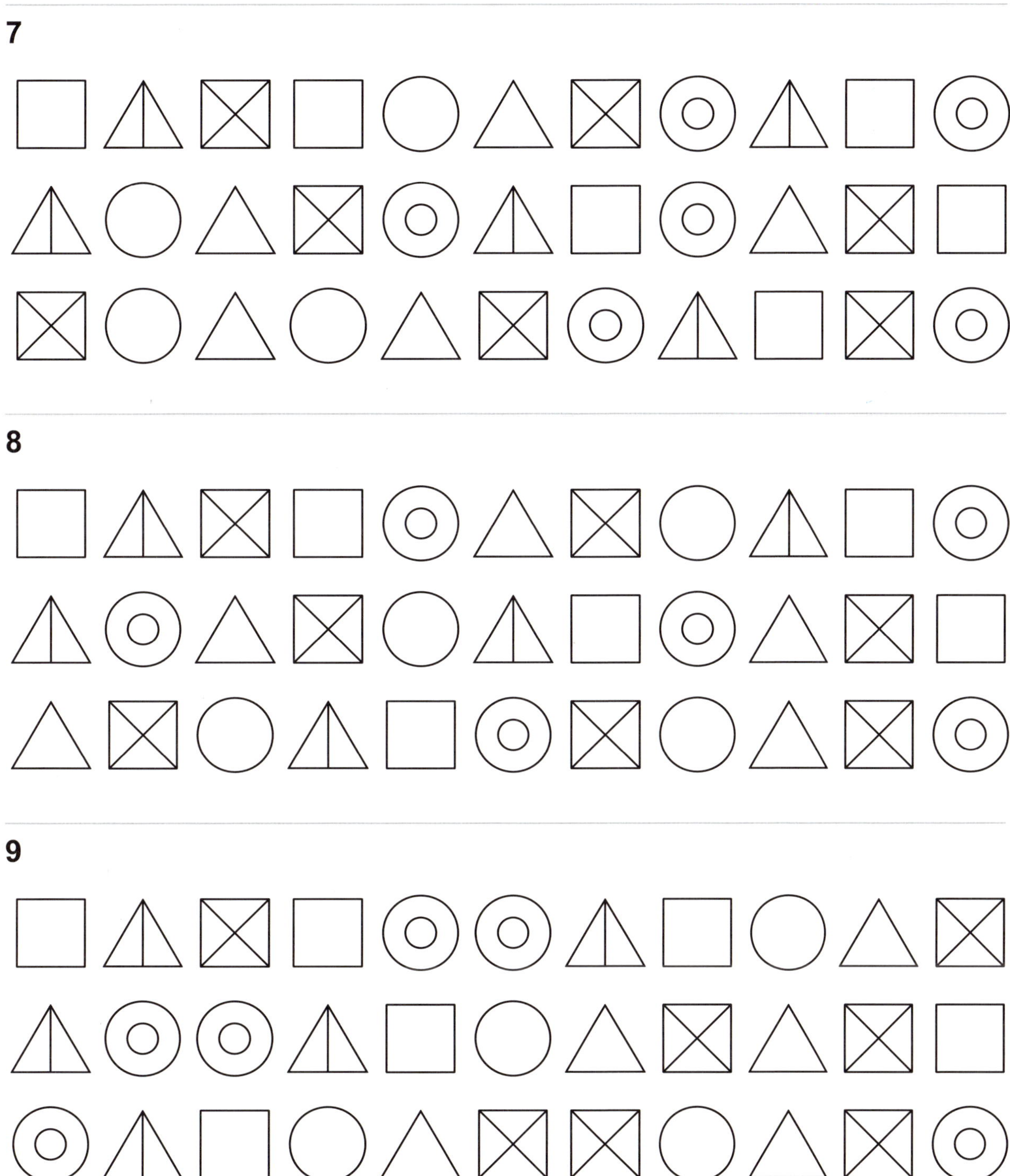

11.2 Zahlen ausstreichen

Auf den folgenden Übungsblättern befinden sich fortlaufende Zahlenschlangen.

Darin werden zuvor vereinbarte einstellige Zahlen gesucht und mit einem Farbstift ausgestrichen. Danach können weitere Zahlen mit anderen Farben ausgestrichen werden. Somit kann jedes Blatt mehrfach benutzt werden.

Die Übungsblätter können zum mehrfachen Gebrauch laminiert und mit abwischbaren Stiften ausgeführt werden.

Die Übungsblätter steigen im Schwierigkeitsgrad an (a – g) und werden je nach Leistungsvermögen des Patienten gewählt. Zunächst macht es Sinn, einen Zeilenhalter zu benutzen.

Hinweis:

Mit dieser Übung wird das intensive Halten des Blickes und das Weiterschauen in Reihen geübt. Dies ist eine wichtige Voraussetzung, um lesen zu können. Da nur einzelne Zahlen gesucht werden, ist die Übung nicht allzu schwer.

11.2 Zahlen ausstreichen a

Übung: Eine zuvor vereinbarte Zahl suchen und mit einem farbigen Stift ausstreichen.

Name: **Datum:**

108547293619608047396219582439765

709168543057285601423546785901085

472936196080473962195824397657091

685430572856014235467859010854729

361960804739621958243976570916854

305728560142354678590108547293619

608047396219582439765709168543057

285601423546785901085472936196080

473962195824397657091685430572856

014235467859010854729361960804739

11.2 Zahlen ausstreichen b

Übung: Eine zuvor vereinbarte Zahl suchen und mit einem farbigen Stift ausstreichen.

Name: **Datum:**

108547293619608047396219582439765
709168543057285601423546785901085
472936196080473962195824397657091
685430572856014235467859010854729
361960804739621958243976570916854
305728560142354678590108547293619
608047396219582439765709168543057
285601423546785901085472936196080
473962195824397657091685430572856
014235467859010854729361960804739
621958243976570916854305728560142
354678590108547293619608047396219
582439765709168543057285601423546
785901085472936196080473962195824
397657091685430572856014235467859
010854729361960804739621958243976
570916854305728560142354678590108
547293619608047396219582439765709
168543057285601423546785901085472

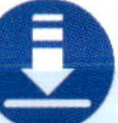

11.2 Zahlen ausstreichen c

Übung: Eine zuvor vereinbarte Zahl suchen und mit einem farbigen Stift ausstreichen.

Name: **Datum:**

108547293619608047396219582439765
709168543057285601423546785901085
472936196080473962195824397657091
685430572856014235467859010854729
361960804739621958243976570916854
305728560142354678590108547293619
608047396219582439765709168543057
285601423546785901085472936196080
473962195824397657091685430572856
014235467859010854729361960804739
621958243976570916854305728560142
354678590108547293619608047396219
582439765709168543057285601423546
785901085472936196080473962195824
397657091685430572856014235467859
010854729361960804739621958243976
570916854305728560142354678590108
547293619608047396219582439765709
168543057285601423546785901085472

11.2 Zahlen ausstreichen d

Übung: Eine zuvor vereinbarte Zahl suchen und mit einem farbigen Stift ausstreichen.

Name: **Datum:**

1085472936196080473962195824397657091

6854305728560142354678590108547293619

6080473962195824397657091685430572856

0142354678590108547293619608047396219

5824397657091685430572856014235467859

0108547293619608047396219582439765709

1685430572856014235467859010854729361

9608047396219582439765709168543057285

6014235467859010854729361960804739621

9582439765709168543057285601423546785

11.2 Zahlen ausstreichen e

Übung: Eine zuvor vereinbarte Zahl suchen und mit einem farbigen Stift ausstreichen.

Name: **Datum:**

1085472936196080473962195824397657091
6854305728560142354678590108547293619
6080473962195824397657091685430572856
0142354678590108547293619608047396219
5824397657091685430572856014235467859
0108547293619608047396219582439765709
1685430572856014235467859010854729361
9608047396219582439765709168543057285
6014235467859010854729361960804739621
9582439765709168543057285601423546785
9010854729361960804739621958243976570
9168543057285601423546785901085472936
1960804739621958243976570916854305728
5601423546785901085472936196080473962
1958243976570916854305728560142354678
5901085472936196080473962195824397657
0916854305728560142354678590108547293
6196080473962195824397657091685430572
8560142354678590108547293615601423546
7859010854729361960804739621958243976

11.2 Zahlen ausstreichen f

Übung: Eine zuvor vereinbarte Zahl suchen und mit einem farbigen Stift ausstreichen.

Name: **Datum:**

108547293619608047396219582439765709168543057

285601423546785901085472936196080473962195824

397657091685430572856014235467859010854729361

960804739621958243976570916854305728560142354

678590108547293619608047396219582439765709168

543057285601423546785901085472936196080473962

195824397657091685430572856014235467859010854

729361960804739621958243976570916854305728560

142354678590108547293619608047396219582439765

709168543057285601423546785901085472936196080

473962195824397657091685430572856014235467859

11.2 Zahlen ausstreichen g

Übung: Eine zuvor vereinbarte Zahl suchen und mit einem farbigen Stift ausstreichen.

Name: **Datum:**

1085472936196080473962195824397657091685430 57
2856014235467859010854729361960804739621958 24

108547293619608047396219582439765709168543057

285601423546785901085472936196080473962195824

397657091685430572856014235467859010854729361

960804739621958243976570916854305728560142354

678590108547293619608047396219582439765709168

543057285601423546785901085472936196080473962

195824397657091685430572856014235467859010854

729361960804739621958243976570916854305728560

142354678590108547293619608047396219582439765

709168543057285601423546785901085472936196080

473962195824397657091685430572856014235467859

010854729361960804739621958243976570916854305

728560142354678590108547293619608047396219582

439765709168543057285601423546785901085472936

196080473962195824397657091685430572856014235

467859010854729361560142354678590108547293619

608047396219582439765709168543057285601423546

785901085472936196080473962195824397657709168

543043057285601423546785901085472936196080473

962195824397657091685430572856014235467859010

854729361960804739621958243976570916854305728

560142354678590108547293619608047396219582439

765709168508047396219582439765709168543057285

601423546785901085472936196080473962195824397

657091685430572856014235467859010854729361960

11.3 Zahlen verbinden

Auf den folgenden Übungsblättern befinden sich Zahlen mit verschiedenen ablenkenden Kreisen und Gitterlinien.

Die Zahlen werden in aufsteigender Reihenfolge gesucht und durch Striche mit einem Buntstift verbunden.

Die Übungsblätter können zum mehrfachen Gebrauch laminiert und mit abwischbaren Stiften ausgeführt werden.

Der Schwierigkeitsgrad steigt an und wird je nach Leistungsvermögen ausgewählt.

Hinweis:

Diese Übungen sind besonders geeignet, um die Orientierung auf dem Blatt zu fördern und Blickwechsel in verschiedene Richtungen auszuführen. Die „störenden" Kreise und Gitterlinien erfordern ein sehr intensives Suchen; somit wird die Orientierung in Texten und das flüssige Lesen gefördert.

11.3 Zahlen verbinden

Übung: Verbinden der Zahlen von 1 – 32 mit einem Stift

Name:

Datum:

1	●	2	●	3	●	27	●	28
●	5	●	4	●	25	●	26	●
6	●	8	●	24	●	23	●	29
●	7	●	9	●	22	●	30	●
11	●	10	●	16	●	21	●	31
●	14	●	15	●	20	●	19	●
12	●	13	●	17	●	18	●	32

11.3 Zahlen verbinden

Übung: Verbinden der Zahlen von 1 – 32 mit einem Stift

Name:

Datum:

1		2		3		27		28
	5		4		25		26	
6		8		24		23		29
	7		9		22		30	
11		10		16		21		31
	14		15		20		19	
12		13		17		18		32

11.3 Zahlen verbinden

Übung: Verbinden der Zahlen von 1 – 32 mit einem Stift

Name:

Datum:

1	○	2	○	3	○	27	○	28
○	5	○	4	○	25	○	26	○
6	○	8	○	24	○	23	○	29
○	7	○	9	○	22	○	30	○
11	○	10	○	16	○	21	○	31
○	14	○	15	○	20	○	19	○
12	○	13	○	17	○	18	○	32

11.3 Zahlen verbinden

Übung: Verbinden der Zahlen von 33 – 64 mit einem Stift

Name:

Datum:

33	●	34	●	35	●	46	●	47
●	37	●	36	●	43	●	45	●
38	●	40	●	41	●	44	●	49
●	39	●	59	●	42	●	48	●
61	●	60	●	56	●	54	●	50
●	62	●	58	●	55	●	51	●
63	●	64	●	57	●	53	●	52

11.3 Zahlen verbinden **Übung:** Verbinden der Zahlen von 33 – 64 mit einem Stift

Name: **Datum:**

33	●	34	●	35	●	46	●	47
●	37	●	36	●	43	●	45	●
38	●	40	●	41	●	44	●	49
●	39	●	59	●	42	●	48	●
61	●	60	●	56	●	54	●	50
●	62	●	58	●	55	●	51	●
63	●	64	●	57	●	53	●	52

11.3 Zahlen verbinden

Übung: Verbinden der Zahlen von 33 – 64 mit einem Stift

Name:

Datum:

33		34		35		46		47
	37		36		43		45	
38		40		41		44		49
	39		59		42		48	
61		60		56		54		50
	62		58		55		51	
63		64		57		53		52

11.3 Zahlen verbinden

Übung: Verbinden der Zahlen von 33 – 64 mit einem Stift

Name:

Datum:

33		34		35		46	47
	37		36		43		45
38		40		41		44	49
	39		59		42		48
61		60		56		54	50
	62		58		55		51
63		64		57		53	52

11.3 Zahlen verbinden **Übung:** Verbinden der Zahlen von 33 – 64 mit einem Stift

Name: **Datum:**

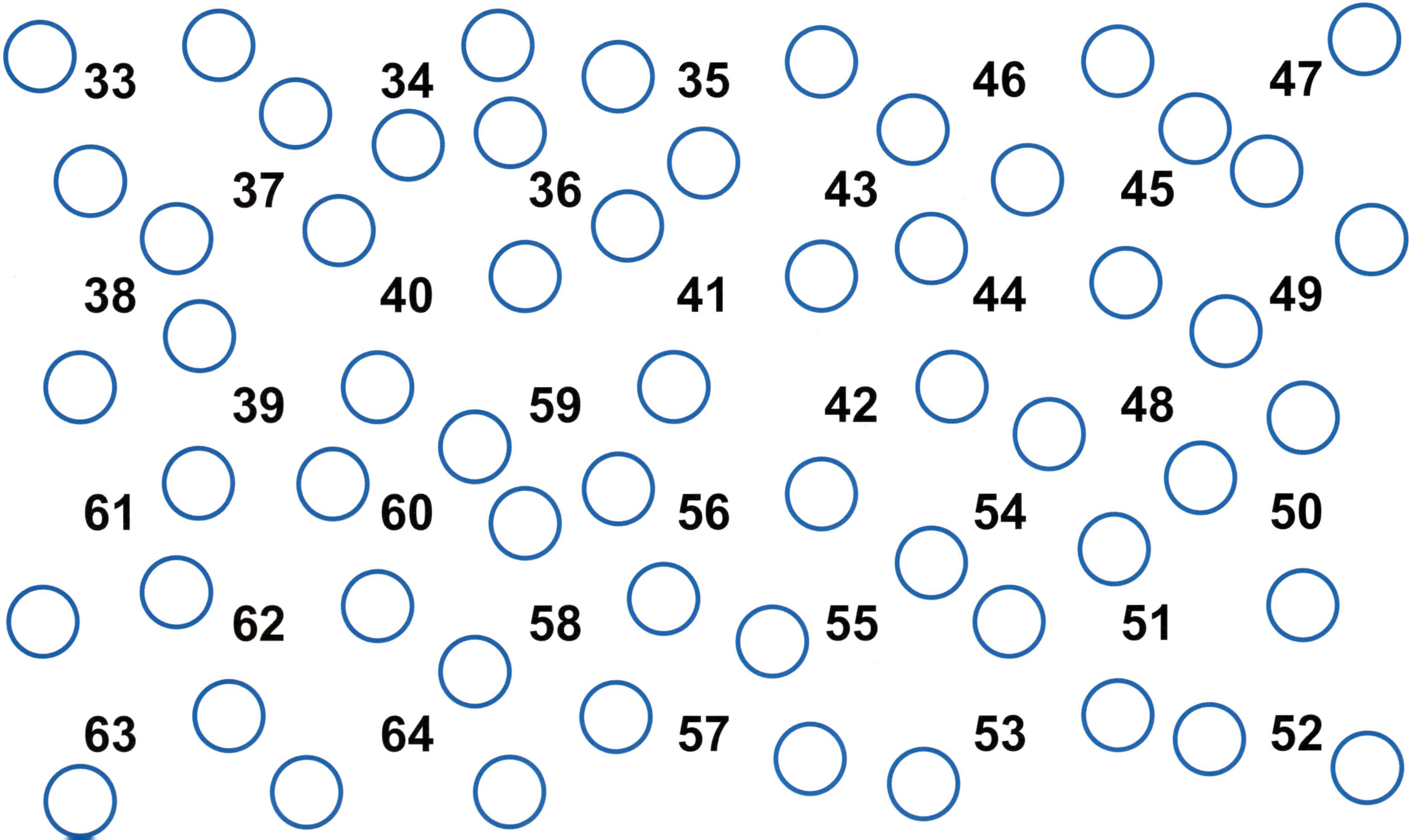

33 34 35 46 47

37 36 43 45

38 40 41 44 49

39 59 42 48

61 60 56 54 50

62 58 55 51

63 64 57 53 52

11.4 Jahreszahlen in fortlaufenden Zahlenschlangen suchen

Auf den folgenden Übungsblättern befinden sich fortlaufende Zahlenschlangen.

Darin werden die vorgegebenen Jahreszahlen gesucht und farbig unterstrichen oder mit einem Farbstift umrahmt.

Die Übungsblätter können zum mehrmaligen Gebrauch laminiert und die Übungen mit abwischbaren Stiften ausgeführt werden.

Hinweis:

Mit diesen Übungen wird das intensive Halten des Blickes und das Weiterschauen in Reihen geübt. Dies ist eine wichtige Voraussetzung, um flüssig lesen zu können.
Da mehrstellige Zahlen gesucht werden, ist die Übung etwas schwerer, als wenn nur einstellige Zahlen gesucht werden.

11.4 Jahreszahlen in fortlaufenden Zahlenschlangen suchen

Übung: Die angegebenen Jahreszahlen suchen und farbig unterstreichen oder einrahmen.

Name: **Datum:**

1952

1017474889195210174630871500419528151498652975145519195273
3610719529937162597882614195253967003371519528471564975149
6816545111952386181195264926139478153386751952013857336795
8165719525714364968195215473815797261952174117551952391762

1960

1017474889119600174630871500481511960498652975196014551973
3610196079937162597882611960453967003371196058471564975149
6816545111960386181649261394781196053386750131960857336795
8165719605714364968154196073815797261719604117551960600112

1963

1017474889196310174630871196350048151419639865297514551973
3610799371196362597882196361453967001963337158471519636497
5149681963165451138618196316492613947815338196367501385733
6795819631657571436496815473196381579726174111963636408755

1971

1017471971488910174630871197150048151498652919717514551973
3610799371625919717882614539670197103371584715649197175149
6816545197111386181649261391971478153386750119713857336795
8165757119714364968154731971815797261741119717558892716994

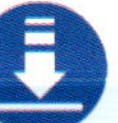

11.4 Jahreszahlen in fortlaufenden Zahlenschlangen suchen

Übung: Die angegebenen Jahreszahlen suchen und farbig unterstreichen oder einrahmen.

Name: **Datum:**

1974

1017474197488910174630871974150048151498652975119744551973
3610799197437162597882611974453967003371581974471564975149
6816545113861816197449261394781533861974750138573367919745
8165757119744364968154731974815797261197474117551975188699

1985

1017474198588910174630871198550048151498619855297514551973
3610799371625919857882614539670033719851584715649751419859
6819851654511386181649198526139478153386198575013857336795
8165757198514364968154731985815797261719854117552961005895

1997

1017474889119970174630819977150048151199749865297514551973
3610799371625971997882614539670033199771584715649719975149
6811997654511386181649199726139478153386750199713857336795
8165757141997364968154738119975797261199774117551978185206

2000

1017474889120000174630871502000048151498652200097514551973
3612000079937162597882614532000967003371584715620004975149
6816545113861816492200061394781533867520000138573367200095
8165757143649200068154738200015797220006174112000755202007

11.4 Jahreszahlen in fortlaufenden Zahlenschlangen suchen

Übung: Die angegebenen Jahreszahlen suchen und farbig unterstreichen oder einrahmen.

Name: **Datum:**

2005

1017474889120050174630871502005048151498652972005514551973
3610799371622005597882614539672005003372005158471564975149
6816200554511386181649220056139478153386750132005857336795
8165720055714364968154738157200597261741120057552050815772

2013

1017474889101746201330871500481514986522013975145519720133
3610799371622013597882201361453967002013337158471564975149
6816545113820136181649261394201378153386750120133857336795
8165757142013364968154738157972201361741120137552013237107

2017

1017420177488910174630820177150048151498652201797514551973
3610799371622017597882612017453967003372017158471564975149
6816542017511386181649261394201778153386750138520177336795
8165757143649620178154738152017797261742017117520172679285

2018

1017474201888910174630201887150048151498652201897514551973
3610799371622018597882614539670033715201884715649752018149
6812018654511386181649220186139478153386752018013857336795
8165757143649620188154738152018797261201874117520185719950

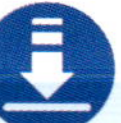

11.5 Vorgegebene Zahlen in fortlaufenden Zahlenschlangen suchen

Auf den folgenden Übungsblättern befinden sich fortlaufende Zahlenschlangen.

Darin werden die vorgegebenen Zahlen gesucht und farbig unterstrichen oder mit einem Farbstift umrahmt.

Die Übungsblätter können zum mehrmaligen Gebrauch laminiert und die Übungen mit abwischbaren Stiften ausgeführt werden.

Bei Bedarf wird ein Zeilenhalter benutzt.

Hinweis:

Mit diesen Übungen wird das intensive Halten des Blickes und das Weiterschauen in Reihen geübt. Dies ist eine wichtige Voraussetzung, um flüssig lesen zu können.
Da mehrstellige Zahlen gesucht werden, ist die Übung etwas schwerer, als wenn nur einstellige Zahlen gesucht werden.

11.5 Vorgegebene Zahlen in fortlaufenden Zahlenschlangen suchen

Übung: Die vorgegebenen Zahlen suchen und farbig einkreisen.

Name: **Datum:**

11

1119583819601151811960371115603811169621150892117520649111
5027591115802548411912950371114847114961590271110691611759
1116583614119806361181640974112867111879112568113407821118
6117154119737611159815498741136714901124794301178154011842

22

1958322819605221896022371560322816962225089222752062249150
2227591522802548491222950372214847496122590271220691622759
1622583614922806223681640229742228671872292568223407821228
6712254973227615982215498743226714229024227943078221540842

33

1958333819605331896037156033381696253308923375203364915023
3759133580253348493312950333714847334961533902337106916733
5916583336149338063336816334097423386718792335683403378218
6733154973733615981533498743671334902479433307833154083342

44

1958443819604451896440371445603816962544089244752064449441
5044275915802445484449129445037144484749615902744106916447
5916445836144498064436816444097428674418792445683444078442
1867154973764415981544498744436714449024744943078154440842

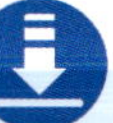

11.5 Vorgegebene Zahlen in fortlaufenden Zahlenschlangen suchen

Übung: Die vorgegebenen Zahlen suchen und farbig einkreisen.

Name: **Datum:**

55

1955583819605551896055371560553855169625089275552064915550
2759158055254849125595055371484557496159025571069167555916
5555583614559806368164550974286718557925683554075582186557
1549557376155598155549855743675514955024794553078155540842

66

1958386619605186696660371566603816962508669275206664915660
2759661580662548466912966503714866474961566902667106669167
5916586636146698063666816406697428666718792568663407821867
1549766376159668154966874367661490247966430667815664086642

77

1977583778196051778960371577603816962508927775207764915770
2777597715807725774849177295037148477749617759770277710691
6777591658773614779806773681640977742867187925677834078218
7767154973777615981577498743671774902479477307778154077842

88

1958883888196051898860371560883816962885089288752068849150
2759158880258848491288950371488847496158890271068891688759
1658361498880688368881640974882867188879256834078882186715
8849737615889815498887436887148890288479430887815488084288

11.5 Vorgegebene Zahlen in fortlaufenden Zahlenschlangen suchen

Übung: Die vorgegebenen Zahlen suchen und farbig einkreisen.

Name: **Datum:**

103

1958381960511038960371560310381696103250892103752064915103
0275911035802548491295010337148474961031590271069110367591
6583103614980631036816103409742103867187925683103407810321
8671549710337615981549871034367149024710394307815410308425

147

1958147381960518960314771560381147696250892147752064914715
0275914715802548147491295031477148474961147590271069114767
5914716583614980636816409147742867187925683414707821471867
1549714737615981147549814774367149021474794307147815408425

196

1958381196960518961960371560381619696250892751962064915027
5911965802548491961295037148474919661590271061969167591961
6583614919680636819616409742196867187925196683407196821867
1549737619615981549871964367149019624794301967815401968425

247

1958381962470518960324771560381696224750892247752064915027
5912475802542478491295032477148474961590224771069162477591
6583614247980636824716409247742867187922475683407824721867
1549247737615982471549874362477149022474794302477815408425

11.5 Vorgegebene Zahlen in fortlaufenden Zahlenschlangen suchen

Übung: Die vorgegebenen Zahlen suchen und farbig einkreisen.

Name: **Datum:**

268

1958381962680518960371560326881696226850892268752064926815
0226875915802542688491295037142688474961590268271069167591
6583614268980636268816409742268867187926825683407822681867
1542689737615926881549874326867149022684794307268815408425

295

1929558381960295518960371560381696229550892752952064915027
5915802295548491292955037148474929561590229571069167295591
6529583614980632956816409742295867187922955683407829521867
1295549737615295981549874362957149024295794307812955408425

321

1958383211960518960332171560383211696250893212752064932115
0232175915802321548493211295037148432174961590273211069167
5916532183632114980633216816409743212867187932125683407821
8671549733217615983211549874367321149024794307832115408425

353

1958335381960518960353371560335381696235350892735352064915
0275915802548353491295033537148474961353590271069167591658
3533353614980633536816409742353867187925683353407821353867
1549735337615983531549874335367149023534794307813535408425

11.5 Vorgegebene Zahlen in fortlaufenden Zahlenschlangen suchen

Übung: Die vorgegebenen Zahlen suchen und farbig einkreisen.

Name: **Datum:**

432

1958384321960518960432371560381696432250892752064432915027
5943215802544328491432295037144328474961432590243271069167
5916583614432980636816409743242867187924325683407843221867
1544329737643215981544329874367149043224794307432815408425

471

1958381960547118960374711560381696471250892752064471915027
5915804712548491247195037148447174961590471271069167591647
1583614471980636847116447109742867187471925683407847121867
1549737615981471549874367471149024794307847115447108424715

495

1949558381960495518960371560384951696250849592752064495915
0275914955802548491294955037148474495961590274951069167591
6495583614980634956816409744952867187924955683449507821867
1549734957614955981549874495367149024495794307814955408425

498

1954988381960518498960371560498381696250892498752064498915
0275915498802548491249895037144988474964981590271069167591
6549883614498980634986816409744982867187925683407498821867
1549737615949881549874498367149024498794307498815408498425

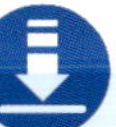

11.5 Vorgegebene Zahlen in fortlaufenden Zahlenschlangen suchen

Übung: Die vorgegebenen Zahlen suchen und farbig einkreisen.

Name: **Datum:**

518

1955188381960551818960371560351881696250518892752065184915
0275915518802548491295518037148474961551890271069167518591
6551883614980636518816409742518867187925683518407518821867
1549737615951881551849874367149051824794518307815405188425

537

1958381960553718960353771560381696255370892537752064915027
5915537802548453791295037148453774961553790271069165377591
6553783614980537636816409537742867187925537683405377821867
1549735377615981553749874365377149024753794307815453708425

564

1955648381960556418960371556460381696250892752065644915027
5915802556448491295564037148475644961590271065649167556491
6583615644980635646816409742867187925564683407821856467154
9735647615981556449874367156449024795644307815564408425645

587

1958587381960518960358771560385871696255870892755872064915
0275915802558748491295037145878474961590258771069167558791
6583615874980636816409587742867187925587683405877821587867
1558749737615985871549874365877149024795874307815587408425

11.6 Buchstaben ausstreichen

Auf den folgenden Übungsblättern befinden sich fortlaufende Buchstabenschlangen.

Darin werden zuvor vereinbarte Buchstaben gesucht und mit einem Farbstift ausgestrichen.

Danach können weitere Buchstaben mit anderen Farben ausgestrichen werden.

Die Übungsblätter können zum mehrmaligen Gebrauch laminiert und die Übungen mit abwischbaren Stiften ausgeführt werden.

Die Übungsblätter steigen im Schwierigkeitsgrad an (a – g) und werden je nach Leistungsvermögen des Patienten gewählt. Bei Bedarf wird ein Zeilenhalter benutzt.

Hinweis:

Mit dieser Übung wird das intensive Halten des Blickes und das Weiterschauen in Reihen geübt. Dies ist eine wichtige Voraussetzung, um lesen zu können. Da nur einzelne Buchstaben gesucht werden, ist die Übung nicht allzu schwer.

11.6 Buchstaben ausstreichen a

Übung: Einen zuvor vereinbarten Buchstaben suchen und mit einem farbigen Stift ausstreichen.

Name: **Datum:**

AERGTFDSYXÜPOIFGTZHJKIOÖQSWI

DEFRGTHZJUKILOÖPÄÜAWSEDREFT

GZHUJIKOLPPÖÜÄQYAXSCDVFBGNH

MJKLÖÄMÄNÖBKVJCHCGXFYDSAQW

ERASDFYXCVTZUIFGHJKVBNMUIOPÜ

KLÖÄYXCVBNMEAIOUKLNMFEDSAWI

OPBVCYXÄÖÜOPLMBVYAQEWRTNBZ

UMVCAWQIOKMLPÖÄHZÜFRESWQBV

CFTJNMKLOMFFREAQWXCYÄLGHZTA

GFESWOPLÖMVCSAQWERTFDERMKP

OPLHTGAYQÄPOUIÜÖKHGFRTEGBHN

11.6 Buchstaben ausstreichen b

Übung: Einen zuvor vereinbarten Buchstaben suchen und mit einem farbigen Stift ausstreichen.

Name: **Datum:**

AERGTFDSYXÜPOIFGTZHJKIOÖQSWI

DEFRGTHZJUKILOÖPÄÜAWSEDREFT

GZHUJIKOLPPÖÜÄQYAXSCDVFBGNH

MJKLÖÄMÄNÖBKVJCHCGXFYDSAQW

ERASDFYXCVTZUIFGHJKVBNMUIOPÜ

KLÖÄYXCVBNMEAIOUKLNMFEDSAWI

OPBVCYXÄÖÜOPLMBVYAQEWRTNBZ

UMVCAWQIOKMLPÖÄHZÜFRESWQBV

CFTJNMKLOMFFREAQWXCYÄLGHZTA

GFESWOPLÖMVCSAQWERTFDERMKP

OPLHTGAYQÄPOUIÜÖKHGFRTEGBHN

JMKLÖÜPOIUZTREWQAWSEDRFTGZH

UMONIBUVZCTXRYEWQAHGÄPCDREL

AOLKMNVFRWNOLAQWESDRTGVDSO

WIQAOPPGTESVBPNFÜÄHRAQXYSDT

ZNGIOMPLZRDEWNKMVDAERVGTÜLH

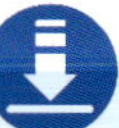

11.6 Buchstaben ausstreichen c

Übung: Einen zuvor vereinbarten Buchstaben suchen und mit einem farbigen Stift ausstreichen.

Name: **Datum:**

AERGTFDSYXIÜPOIFGTZHJKIOÖQSWIDEF

RGTHZJUKILOÖPÄÜAWSEDREFTGZHUJIK

OLPPÖÜÄQYAXSCDVFBGNHMJKLÖÄMÄIN

ÖBKVJCHCGXFYDSAQWERASDFYXCIVTZ

UIFGHJKVBNMUIOPÜKLÖÄYXCVBNMEAIO

UKLNMFEDSAWIOPBVCYXÄÖÜOPLMBVYA

QEWRTNBZUMVCAWQIOIKMLPÖÄHZÜFRE

SWQBVCFTJNMKLOMFFREAQWXCYÄLGH

ZTAGFESWOPLÖMVCSAQWERTFDERMKP

OPLHTGAYQÄPOUIÜÖKHGFRTEGBHNJMK

LÖÜPOIUZTREWQAWSEDRFTGZHUMONIB

11.6 Buchstaben ausstreichen d

Übung: Einen zuvor vereinbarten Buchstaben suchen und mit einem farbigen Stift ausstreichen.

Name: **Datum:**

AERGTFDSYXÜPOIFGTZHJKIOÖQSWI

DEFRGTHZJUKILOÖPÄÜAWSEDREFT

GZHUJIKOLPPÖÜÄQYAXSCDVFBGNH

MJKLÖÄMÄNÖBKVJCHCGXFYDSAQW

ERASDFYXCVTZUIFGHJKVBNMUIOPÜ

KLÖÄYXCVBNMEAIOUKLNMFEDSAWI

OPBVCYXÄÖÜOPLMBVYAQEWRTNBZ

UMVCAWQIOKMLPÖÄHZÜFRESWQBV

CFTJNMKLOMFFREAQWXCYÄLGHZTA

GFESWOPLÖMVCSAQWERTFDERMKP

OPLHTGAYQÄPOUIÜÖKHGFRTEGBHN

JMKLÖÜPOIUZTREWQAWSEDRFTGZH

UMONIBUVZCTXRYEWQAHGÄPCDREL

AOLKMNVFRWNOLAQWESDRTGVDSO

WIQAOPPGTESVBPNFÜÄHRAQXYSDT

ZNGIOMPLZRDEWNKMVDAERVGTÜLH

11.6 Buchstaben ausstreichen e

Übung: Einen zuvor vereinbarten Buchstaben suchen und mit einem farbigen Stift ausstreichen.

Name: **Datum:**

AERGTFDSYXIÜPOIFGTZHJKIOÖQSWIDEF
RGTHZJUKILOÖPÄÜAWSEDREFTGZHUJIK
OLPPÖÜÄQYAXSCDVFBGNHMJKLÖÄMÄIN
ÖBKVJCHCGXFYDSAQWERASDFYXCIVTZ
UIFGHJKVBNMUIOPÜKLÖÄYXCVBNMEAIO
UKLNMFEDSAWIOPBVCYXÄÖÜOPLMBVYA
QEWRTNBZUMVCAWQIOIKMLPÖÄHZÜFRE
SWQBVCFTJNMKLOMFFREAQWXCYÄLGH
ZTAGFESWOPLÖMVCSAQWERTFDERMKP
OPLHTGAYQÄPOUIÜÖKHGFRTEGBHNJMK
LÖÜPOIUZTREWQAWSEDRFTGZHUMONIB
UVZCTXRYEWQAHGÄPCDRELAOLKMNVIF
RWNOLAQWESDRTGVDSOWIQAOPPGTES
VBPNFÜÄHRAQXYSDTZNGIOMPLZRDEWN
KMVDAERVGTÜLHUBIAENBVCXYWERDSA
QOPLKIJUHZGTFRDENIBCSVYAWÜÄMNFE
QASXYZUTRYIMBGNIUPÖLRAWDYNCFRO
PLKMNJIUHBVGZTIFCSDRESYAQWSAEVN
UKOLPOIKPIJIKTFDRGZDAZWQCDSIAFGA
EOAMKLIOLPÜMZÄNFCEYAQWSCDIXOUIT
NULOPNGRSQIÄMIPLOJFRESANIMPOTEW

11.6 Buchstaben ausstreichen f

Übung: Einen zuvor vereinbarten Buchstaben suchen und mit einem farbigen Stift ausstreichen.

Name: **Datum:**

AERGTFDSYXÜPOIFGTZHJKIOÖQSWIDEFRGTHZJU

KILOÖPÄÜAWSEDREFTGZHUJIKOLPPÖÜÄQYAXSC

DVFBGNHMJKLÖÄMÄNÖBKVJCHCGXFYDSAQWERA

SDFYXCIVTZUIFGHJKVBNMUIOPÜKLÖÄYXCVBNME

AIOUKLNMFEDSAWIOPBVCYXÄÖÜOPLMBVYAQEW

RTNBZUMVCAWQIOKMLPÖÄHZÜFRESWQBVCFTJN

MKLOMFFREAQWXCYÄLGHZTAGFESWOPLÖMVCS

AQWERTFDERMKPOPLHTGAYQÄPOUIÜÖKHGFRTE

GBHNJMKLÖÜPOIUZTREWQAWSEDRFTGZHUMONI

BUVZCTXRYEWQAHGÄPCDRELAOLKMNVIFRWNOL

AQWESDRTGVDSOWIQAOPPGTESVBPNFÜÄHRAQX

YSDTZNGIOMPLZRDEWNKMVDAERVGTÜLHUBIAEN

11.6 Buchstaben ausstreichen g

Übung: Einen zuvor vereinbarten Buchstaben suchen und mit einem farbigen Stift ausstreichen.

Name: **Datum:**

AERGTFDSYXÜPOIFGTZHJKIOÖQSWIDEFRGTHZJU
KILOÖPÄÜAWSEDREFTGZHUJIKOLPPÖÜÄQYAXSC
DVFBGNHMJKLÖÄMÄNÖBKVJCHCGXFYDSAQWERA
SDFYXCIVTZUIFGHJKVBNMUIOPÜKLÖÄYXCVBNME
AIOUKLNMFEDSAWIOPBVCYXÄÖÜOPLMBVYAQEW
RTNBZUMVCAWQIOKMLPÖÄHZÜFRESWQBVCFTJN
MKLOMFFREAQWXCYÄLGHZTAGFESWOPLÖMVCS
AQWERTFDERMKPOPLHTGAYQÄPOUIÜÖKHGFRTE
GBHNJMKLÖÜPOIUZTREWQAWSEDRFTGZHUMONI
BUVZCTXRYEWQAHGÄPCDRELAOLKMNVIFRWNOL
AQWESDRTGVDSOWIQAOPPGTESVBPNFÜÄHRAQX
YSDTZNGIOMPLZRDEWNKMVDAERVGTÜLHUBIAEN
BVCXYWERDSAQOPLKIJUHZGTFRDENIBCVYAWÜÄ
MNFEQASXYZUTRYIMBGNIUPÖLRAWDYNCFROPLK
MNJIUHBVGZTFCSDRESYAQWSAEVNUKOLPOKPIJI
KTFDRGZDAZWQCDSIAFGAEOAMKLIOLPÜMZÄNFC
EYAQWSCDIXOUITNULOPNGRSQIÄMIPLOJFRESANI
MPOTEWQSAXYDÜMKÄLFTHUZEWAYWQJIKLIIGTTJ
DREQSDAÜRNLGXNOTÄWIVEMPXTMUESIPCMIMKL
OMFFREAQWXCYÄLGHIZTAGFESWOPLÖMVCSMNF
EQASXYZUTRYIMBGNUPÖLRAWDYNCFROPLKAIOU
KLNMFEDSAWIOPBVCYXÄÖÜOPLMBVYAQEWMPOT
EWQSAXYDÜMKÄLFTHIUZEWAYWQJIKLIIGTTJDVFB
GNHMJKLÖÄMÄNÖBKVJCHCGXFYDSAQWIERAKILO
ÖPÄÜAWSEDREFTGZHUJIKOLPPÖÜÄQYAXSCEYAQ
WSCDIXOUITNULOPNGRSQIÄMIPLOJFRESANIRTNB

11.7 Buchstaben/Buchstabenverbindungen suchen

Auf den folgenden Übungsblättern befinden sich alphabetische geordnete Wörter.

Hiermit können unterschiedliche Suchaufgaben durchgeführt werden.

Damit die Aufgabenstellungen vom Therapeuten individuell mit den einzelnen Patienten vereinbart werden können, enthalten die Übungsblätter keine Arbeitsanweisung.

Im Gespräch wird die Übung erläutert und der Arbeitsauftrag oben auf dem Übungsblatt handschriftlich notiert, damit der Patient immer wieder nachschauen kann und auch zuhause noch weiß, wie die Aufgabe lautet.

Einige Übungsmöglichkeiten:

- Wörter mit 2, 3, 4, 5 oder mehr Vokalen (a, e, i, o, u) suchen und mit verschiedenen Farben unterstreichen.
- Wörter mit bestimmten Buchstabenverbindungen suchen und diese einkreisen, z. B.: ab, da, de, ei, em, en, er, ie, in, im, is, re, se, si, te, etc.
- Wörter mit Doppellauten suchen und unterstreichen, z. B.: ff, ll, mm, nn, pp, ss, tt.
- Wörter mit 2, 3 oder 4 gleichen Buchstaben suchen und farbig unterstreichen.
- Die Buchstaben der einzelnen Wörter zählen und die Wörter mit einer bestimmten Anzahl an Buchstaben farbig unterstreichen.

Hinweis:

Mit diesen Übungen wird das intensive Suchverhalten innerhalb der einzelnen Wörter mit kurzen seitlichen Blickwechseln gefördert. Damit wird die Lesefähigkeit enorm unterstützt.

Durch die kognitive Anforderung und die erforderliche Konzentration ist diese Übungsart etwas anstrengend und sollte durch häufige kurze Erholungspausen unterbrochen werden.

11.7 Buchstaben / Buchstabenverbindungen suchen

Übung: Zuvor vereinbarte Buchstaben oder Buchstabenverbindungen suchen und farbig einkreisen.

Name: **Datum:**

Ableger, Abgaben, Abendrot, Affenart, Affekte, Akademiker, Algenart, Altertum, Ameisen, Amerika, Amtsarzt, Ananas, Anemone, Antenne, Anton, Antonia, Attacke, Attrappe, Atemnot, Augenarzt, Autoren, Auszeit

---

Badehose, Balladen, Ballone, Ballspiel, Bettdecke, Betschemel, Beeren, Bisswunde, Bittsteller, Blasebalg, Blumenbeet, Bohrinsel, Bootsfahrt, Brotsorte, Buchdruck, Buchseiten, Busfahrten, Bulldogge, Butterbrote

---

Chamäleon, Charakter, Charisma, Chaostheorie, Charmeur, Celle, Cellist, Cello, Chemikalien, Chemiesaal, Chemielehrer, Chinareise, Chimäre, Chinesin, Citrusfrucht, Chloroform, Chlorgas, Christus

---

Dachdecker, Dachplatten, Damenhut, Dasein, Dahlien, Dehnung, Deckelung, Disteln, Dimension, Dietrich, Dortmund, Donnergott, Dosenpfand, Dramatiker, Dreher, Drückeberger, Dummkopf, Durtonart

11.7 Buchstaben/Buchstabenverbindungen suchen

Übung: Zuvor vereinbarte Buchstaben oder Buchstabenverbindungen suchen und farbig einkreisen.

Name: **Datum:**

Echtheit, Eberhard, Ebenbild, Edelmann, Edamer, Efeu, Effekt, Egoist, Ehepaar, Ehre, Emmentaler, Empore, Entenbrust, Erbsensuppe, Erde, Erdbeere, Eselsbrücke, Essensrest, Eternit, Etappe, Eutonie, Europa

---

Facharbeiter, Fachwerkhaus, Fahnenmast, Fahrrad, Fanfare, Fanatiker, Fassdeckel, Fastenzeit, Feenreich, Festplatte, Fechtclub, Fischzucht, Finanzamt, Flachdach, Flaschendeckel, Flotte, Flurschrank, Fortschritt

---

Gartenzaun, Gangarten, Gastraum, Gashahn, Gemüsebrei, Gedichte, Gelatine, Gitternetz, Giebelfenster, Gierhals, Gießkanne, Glasfabrik, Glutnester, Glitzerwelt, Goethe, Gottheit, Goldrausch, Gurkenglas

---

Hamburger, Handtasche, Haube, Hebebühne, Heftklammer, Herrlichkeit, Hetzkampagne, Hitze, Himbeergeist, Himmelstor, Hotelgast, Hortplatz, Hortensien, Hummel, Hundeleine, Hutfabrik, Hustensaft, Hutzelbrot

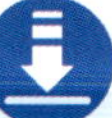

11.7 Buchstaben / Buchstabenverbindungen suchen

Übung: Zuvor vereinbarte Buchstaben oder Buchstabenverbindungen suchen und farbig einkreisen.

Name: **Datum:**

Igelnest, Igelstacheln, Immergrün, Imbiss, Imkerin, Indianerdorf, Indianer, Indien, Intelligenz, Inuit, Insel, Inselstaat, Irrwege, Irrglaube, Irrsinn, Irritation, Isolation, Isotop, Istzustand, Italien, Italienerin

---

Jadebusen, Jahrestag, Jamaika, Jasager, Jasmintee, Jedermann, Jemenit, Jenseits, Jerusalem, Jesus, Jetztzeit, Jordan, Jorinde, Jojoeffekt, Junikäfer, Juli, Julius, Justizpalast, Justiziar, Juragestein

---

Kahnfahrt, Kaminfeuer, Kaviarsalat, Karatekid, Kettensäge, Klärwerk, Klaviertaste, Klingelknopf, Knoblauchdip, Knopfloch, Krankenhaus, Kratzbürsten, Krustentiere, Kummerkasten, Kurzurlaube, Kybernetik

---

Lampenfieber, Landessprache, Laufrunde, Laus, Lesereise, Lettland, Lehrerzimmer, Liebe, Lindenbaum, Lindenstraße, Litermaß, Litauen, Listenplatz, Lorbeerblatt, Ludwigsburg, Lungenbläschen, Lustschloss

11.7 Buchstaben/Buchstabenverbindungen suchen

Übung: Zuvor vereinbarte Buchstaben oder Buchstabenverbindungen suchen und farbig einkreisen.

Name: **Datum:**

Mantelknopf, Mauseloch, Maria, Marterpfahl, Mieterschutz, Mindestlohn, Mittelmaß, Mondfinsternis, Moorlandschaft, Morgengruß, Museum, Muttermal, Musiksaal, Musikfestival, Myanmar, Myrtenzweig, Mystiker

---

Namenschilder, Namibia, Naturschutz, Nebenjob, Nebel, Nesthocker, Niedergang, Niedrigwasser, Nistkasten, Notausgang, Norden, Nordpol, Normalität, Nummer, Nummernschild, Nussknacker, Nusstorte, Nutztier

---

Oberland, Oberleitung, Oder, Ofengemüse, Offenheit, Offenbarung, Ohrringe, Ohnmacht, Oklahoma, Oktave, Oldenburg, Oldtimer, Ordinariat, Ordensfrau, Orkan, Osterhase, Osternest, Otterswang

---

Palmengarten, Parkplatz, Panikorchester, Paukenschlag, Pechvogel, Petersburg, Pfefferminzbonbon, Pfeffersalami, Pilzgericht, Pizzaexpress, Praxisschild, Priester, Privatier, Prunkschloss, Pulverfass, Putzkolonne

11.7 Buchstaben / Buchstabenverbindungen suchen

Übung: Zuvor vereinbarte Buchstaben oder Buchstabenverbindungen suchen und farbig einkreisen.

Name: **Datum:**

Quacksalber, Quader, Qualität, Quarktasche, Quaste, Quatschkopf, Quallenwarnung, Quedlinburg, Quecksilber, Quellen, Querformat, Quietschente, Quintessenz, Quittengelee, Quotienten, Quotenregelung

---

Rasenmäher, Rahmsoße, Rausschmeißer, Resteessen, Reisgericht, Reetdach, Riesenrad, Rinderzucht, Ritterburg, Rohrreiniger, Rollwagen, Rotlicht, Ruhrgebiet, Rumkugeln, Ruten, Runderneuerung, Russland

---

Sandburg, Saftpresse, Sahnesoße, Samthandschuhe, Sausewind, Schirennen, Schirmherrschaft, Schokolade, Seenplatte, Setzkasten, Siegerehrung, Situationen, Sitzmöbel, Sitzblockade, Sonnenschein

---

Taschentuch, Tasteninstrument, Tauchgang, Tatendrang, Tellerrand, Teesorten, Tennissocken, Tiefseetaucher, Tintenroller, Tischmanieren, Tortenboden, Toastbrote, Traurigkeit, Tuffsteingebirge, Türsteher

11.7 Buchstaben/Buchstabenverbindungen suchen

Übung: Zuvor vereinbarte Buchstaben oder Buchstabenverbindungen suchen und farbig einkreisen.

Name: **Datum:**

Uckermark, Uhrmacherin, Umstände, Umsetzung, Ungeduld, Untergang, Unsinn, Ulmensterben, Ulmerin, Ureinwohner, Ursachenforschung, Usambaraveilchen, Umgangsformen, Ureinwohner, Umsatzsteuer

---

Vampirgeschichte, Vanillezucker, Vasenform, Vatertag, Vermutungen, Versreime, Vereinsleben, Versicherungsgesellschaft, Verzugszinsen, Vierergruppen, Vierlinge, Volumen, Vollversammlung, Vorverkaufsrecht

---

Wasserbett, Wasserfälle, Wahrheitsgehalt, Waldspaziergang, Wahlurne, Wesensart, Westwind, Weltall, Wiesenblumen, Wirsing, Wissensgebiet, Wohnverhältnisse, Wonnemonat, Wortwahl, Wutanfall, Wundheilung

---

Zahnärztinnen, Zacharias, Zahlenrätsel, Zauberkasten, Zehnerschritte, Zementwerke, Zickenkrieg, Ziegenstall, Zoobesucherin, Zungenbrecher, Zuber, Zündholz, Zwiebelarten, Zollbestimmungen, Zweckverband

11.8 Lesewörter senkrecht

Auf den folgenden Übungsblättern befinden sich senkrecht angeordnete Lesewörter.

Es gibt kurze und lange Wörter in großer und kleiner Schrift. Die Übungsblätter können zum mehrmaligen Gebrauch laminiert werden.

Die Wörter werden mit oder wenn möglich ohne Zeilenhalter gelesen.

Zur Steigerung und als häusliche Übung können die „Wortsäulen" auch abgeschrieben werden.

Hinweis:

Bei einem **Gesichtsfeldausfall nach links** wird mit dieser Übung vor allem beim Lesen der längeren Wörter das Finden des Zeilenanfangs geübt.

Bei einem **Gesichtsfeldausfall nach rechts** ist das Lesen der längeren Wörter sinnvoll, da der Patient u. U. nur den Anfang jedes Wortes sieht und das bewusste Weiterschauen trainieren muss.

Für Patienten mit Gesichtsfeldausfällen nach rechts und einer „Makula Sparing" ist diese Übung besonders geeignet. Patienten mit einer „Makula Splitting" können versuchen, das Lesen vor allem mit den kleingedruckten Wörtern zu üben.

11.8 Lesewörter senkrecht groß / kurz

Übung: Wortsäulen mit oder ohne Zeilenhalter von oben nach unten lesen.

Name: **Datum:**

Aal
Art
Bein
Boot
Dieb
Dach
Eile
Elfe
Fuß
Fall
Gas
Geld
Haus

Hof
Ilse
Isar
Karl
Keil
Last
Los
Not
Nase
Opa
Ost
Post
Pute

Rast
Rost
Saal
Sohn
Tal
Topf
Ufer
Uno
Vase
Vier
Wald
Wild
Zink

11.8 Lesewörter senkrecht groß / kurz

Übung: Wortsäulen mit oder ohne Zeilenhalter von oben nach unten lesen.

Name: **Datum:**

Alt	Hass	Ring
Amt	Ich	Rot
Bast	Igel	Soll
Bier	Kalb	Spur
Dieb	Kurs	Tag
Dose	Laus	Tau
Eier	Laib	Ufer
Eibe	Niere	Uhr
Fass	Nut	Vers
Ford	Ohr	Volk
Gast	Obst	Wand
Gut	Papa	Weg
Halt	Pass	Ziel

11.8 Lesewörter senkrecht klein/kurz

Übung: Wortsäulen mit oder ohne Zeilenhalter von oben nach unten lesen.

Name: **Datum:**

Aal
Art
Bein
Boot
Dieb
Dach
Eile
Elfe
Fuß
Fall
Gas
Geld
Haus

Hof
Ilse
Isar
Karl
Keil
Last
Los
Not
Nase
Opa
Ost
Post
Pute

Rast
Rost
Saal
Sohn
Tal
Topf
Ufer
Uno
Vase
Vier
Wald
Wild
Zink

Alt
Amt
Bast
Bier
Dieb
Dose
Eier
Eibe
Fass
Ford
Gast
Gut
Halt

Hass
Ich
Igel
Kalb
Kurs
Laus
Laib
Niere
Nut
Ohr
Obst
Papa
Pass

Ring
Rot
Soll
Spur
Tag
Tau
Ufer
Uhr
Vers
Volk
Wand
Weg
Ziel

11.8 Lesewörter senkrecht groß/lang

Übung: Wortsäulen mit oder ohne Zeilenhalter von oben nach unten lesen.

Name: **Datum:**

Absage
Akrobaten
Bahnhof
Bestseller
Chiffon
Cognac
Dampfbad
Dressur
Elefanten
Emotionen
Funkuhr
Flugblatt
Ganoven
Golfstrom
Habgier

Hochzeit
Inspektor
Isolation
Kartoffel
Kleister
Lachen
Legende
Magazin
Millionär
Narretei
Nummer
Oblaten
Organist
Packesel
Priester

Quallen
Quellen
Revolte
Rundfunk
Stadtrat
Sonnenuhr
Tischler
Turbine
Uniform
Urbilder
Violett
Vorwort
Wagnis
Wirtinnen
Zunder

11.8 Lesewörter senkrecht groß / lang

Übung: Wortsäulen mit oder ohne Zeilenhalter von oben nach unten lesen.

Name: **Datum:**

Almanach
Anklagen
Balgerei
Burgunder
Caritas
Chirurgen
Dosenmilch
Droschke
Eleganz
Existenz
Familien
Funkturm
Gaukler
Graben
Haustür

Hexenbesen
Indianer
Insekten
Kirsche
Kraftwerk
Lebewesen
Lustspiel
Methode
Museum
Narkose
Nutztier
Obdach
Operette
Pfeiler
Pilzarten

Quader
Quittung
Raubtier
Reibung
Saatgut
Seemann
Taubenhaus
Truthahn
Umlauf
Unikum
Verdienst
Vulkane
Weltstadt
Wurfholz
Zauberer

11.8 Lesewörter senkrecht klein / lang

Übung: Wortsäulen mit oder ohne Zeilenhalter von oben nach unten lesen.

Name: **Datum:**

Absage	Hochzeit	Quallen
Akrobaten	Inspektor	Quellen
Bahnhof	Isolation	Revolte
Bestseller	Kartoffel	Rundfunk
Chiffon	Kleister	Stadtrat
Cognac	Lachen	Sonnenuhr
Dampfbad	Legende	Tischler
Dressur	Magazin	Turbine
Elefant	Millionär	Uniform
Emotionen	Narretei	Urbilder
Funkuhr	Nummer	Violett
Flugblatt	Oblaten	Vorwort
Ganoven	Organist	Wagnis
Golfstrom	Packesel	Wirtinnen
Habgier	Priester	Zunder

Almanach	Hexenbesen	Quader
Anklagen	Indianer	Quittung
Balgerei	Insekten	Raubtier
Burgunder	Kirschen	Reibung
Caritas	Kraftwerk	Saatgut
Chirurgen	Lebewesen	Seemann
Dosenmilch	Lustspiel	Taubenhaus
Droschke	Methode	Truthahn
Eleganz	Museum	Umlauf
Existenz	Narkose	Unikum
Familien	Nutztier	Verdienst
Funkturm	Obdach	Vulkane
Gaukler	Operette	Weltstadt
Graben	Pfeiler	Wurfholz
Haustür	Pilzarten	Zauberer

11.9 Wörter in fortlaufenden Buchstabenschlangen suchen

Auf den folgenden Übungsblättern befinden sich fortlaufende Buchstabenschlangen, in denen sinnvolle Wörter, alphabetisch geordnet, versteckt sind.

Sie werden gesucht und farbig unterstrichen oder mit einem Farbstift eingerahmt.

Die Übungsblätter können zum mehrmaligen Gebrauch laminiert und die Übungen mit abwischbaren Stiften ausgeführt werden.

Wenn der Patient Schwierigkeiten hat, sich in den Zeilen zu orientieren, kann ein Zeilenhalter benutzt werden.

Hinweis:

Mit diesen Übungen wird das intensive Suchverhalten in Reihen gefördert.

Weil zunächst Unsicherheit besteht, ob ein Wortanfang gefunden wurde, kommt es zu kurzen, seitlichen Blickwechseln, wodurch die Lesefähigkeit enorm unterstützt wird.

Durch die kognitive Anforderung und die erforderliche Konzentration ist diese Übungsart etwas anstrengend und sollte durch häufige kurze Erholungspausen unterbrochen werden.

11.9 Wörter in fortlaufenden Buchstabenschlangen suchen

Übung: Wörter mit dem angegebenen Anfangsbuchstaben suchen und farbig unterstreichen oder einrahmen.

Name: **Datum:**

A

NAleeaBIAblegersoOusasUAbgabenariealIOAbendrotInuittelLAffenartes
kImRRAffektelliosinAAkademikertrAutTAlgenartmUnoSAltertumnURtest
AmeisenusntAmerikaInAriSTeAmtsarzttrosSAnanasinRoppuEAnemoner
entEAntenneumosoLOAntonnerTAntoniasiOnotAAttackeElleserAttrappe
mauTAtemnotturnessSagilaATAugenarztTUrseflAutorenlapPuLLAuszeit

---

B

AlbIndABadehoseinseRTaBBalladenNMoPabBalloneofroGbBallspieleiBe
ttdeckerBelTBetschemellogmARerBeerenantERTteBisswundemilarchIO
BlrtTBittstellerRoltesSTBlasebalgungsBblBlumenbeetttranSsoBohrinsels
prauBBootsfahrterinsobBrotsortersOlBuchdruckargelnBArBuchseitensch
almSuBBusfahrtenlsSPlompartErsTBulldoggestrausMOtoBButterbrotelst

---

C

ChaoMacCChamäleonnotICdCharaktersoOPCharismaltORChaostheorie
meisamaMOTistCharmeurnimalSCelletiamoRAaCellistasOlParCellomeN
OorpratachChemikalienaCHSauretTChemiesaalasEraSChemielehrererlo
OklasABdarunsSCchChinareisemduIChimärelkuRSCHoKlarasSChinesin
ssurPsaCitrusfruchtilopParadeEsChloroformidabiasChlorgastrycChristus

---

D

DaddaDDachdeckernSTrassdDachplattenmaderdSDamenhuttraTortam
MDaseinoheumMnOarDahlienmaturtzhetrauDruDehnungangGlobErdbar
retzDeGDeckelungslauFUDistelnEfzopertaRImaDdDDimensionnertzuftS
cHDietrichhaltrqustradITDortmundoptrimpPDonnergottwaxifdDosenpfand
DrataDramatikerlimbDreherizTDrückebergerOpUsDummkopfitDurtonarta

11.9 Wörter in fortlaufenden Buchstabenschlangen suchen

Übung: Wörter mit dem angegebenen Anfangsbuchstaben suchen und farbig unterstreichen oder einrahmen.

Name: **Datum:**

E

LechHEchtheitTrolmErdEberhardilomElmEbenbildegrybAlsEdelmannpi
EtrOLkEdamerentrUPEfeumurkiOsEffektgrochsStuEgoistopaxbartuurPO
EhepaararmiotenEhrtEhresdgrilbdmmEmmentalermvotrogrErschEmpore
EnchgrutErTEntenbrustumtriGuleeErbsensuppeslouerErdeeErdbeerengr
utuEselsbrückeGrÜßeTEssensrestoisEternitaaTEtapploEutoniesEuropa

F

FlaxidHulFacharbeiterasisTsUFachwerkhauslaktioGoFahnenmastopionl
TiumFahrraddutrioLAFanfareplastakiFanatikerTrutzfFassdeckelleinowOL
UZFastenzeitigerUnsZussFeenreichinszufFestplattelkrugiktNAFechtclub
OringtFischzuchtzacklfFinanzamterutriasStralFlachdachsumpAritosiNat
AlOlFlaschendeckelLutschinsFlotteloberLLKraFlurschrankiNOFortschritt

G

GranHrGartenzaunmirabilMarGangartenzrumldiFGastraumultRiGashahn
HaatzoOGemüsebreiunrparkHumGedichtelipsuquQuiGelatinemoPulizroi
wWirsaGaGGitternetzZipHitZuGiebelfensterölunayarabiPorSeTGierhalsr
SuHuggHoteGGießkannemirstHilfGlasfabrikKinLatibyxHixGlutnesterlomi
SMilGlitzerweltTgGzGoetheeneGottheitINuGoldrauschschIFGurkenglasu

H

HomBeHamburgerrhuZHandtaschelUrHaubelyfAAHebebühnekluxinHefh
HHeftklammerRulyYuHerrlichkeitqutuHuHetzkampagnezu HiErHitzerump
LapiMHimbeergeistusuHimmelstortoPuHotelgastTuHortplatzHhHortens
iennNuHummelLlHundeleinerasHutfabrikerSHustensaftJuHiHutzelbrotJa
HliHütehundpoHaHahnenkammSopriASologesangGralGriesgrammMusk

11.9 Wörter in fortlaufenden Buchstabenschlangen suchen

Übung: Wörter mit dem angegebenen Anfangsbuchstaben suchen und farbig unterstreichen oder einrahmen.

Name: **Datum:**

I

IhrTheIgelnestThhIgelstachelnmNuImmergrünpeworImbissisTImkerinmiii
EichIndianerdorfffhrosuHunIndianernmuTzIndienklurIntelligenzZatgInuitis
IhIHInselklortzaiInselstaaterZunIrrwegelnkUrIrrglaubekquiIrrsinnMultronik
IhjeiIrritationNoiIsolationNichiIsotoppPorIstzustanddarItalienioItalienerinai
HintInInnereiennostINauIsraelisWEertemUTteilHIIngwerrinNutHInternettii

J

JoJajJadebusenNJiJahrestaggeriJamaikaniJuJasagerjoJJasminteeimerrr
HOJinJedermannNutrlJemenitTurZuJenseitsSetyYalJerusalemenilJesusl
AjJiJetztzeittortZueJordanioIiJorindeloPiasJojoeffekteLgFJunikäferjIlJulie
JuhayaPitlJuliusStrlJustizpalasttThrlJustiziarpoglTertJuragesteiniomallTij
JugolJanuskopffhopsLöJohannisbeerertemUjJJammertalinwWIJordanien

K

KoraikKahnfahrtertZutKaminfeuerRoplKaviarsalatttiLkKaratekidilypayarte
KetoUriSKettensägesSOJiKlärwerklsraKilKlaviertastelyporKKlingelknopfii
KoLosOrKnoblauchdipDeplKnopflochChiokKrankenhausporKratzbürsten
KrlngkKrustentierelyskKummerkastennNzUKurzurlaubelilyKybernetikalor
kKlangschalertusiomLaugwMiKindergartentürtKliKorbmacherwlKigKurort

L

LambolLampenfieberistlaLandessprachereLLaufrundemAtkLausoysianis
LeliLOLesereiseNitLettlandelLLehrerzimmereioRToLiebeloplLindenbaum
LanborlLindenstraßeErtRLitermaßeluALitauenuloListenplatzZuckuLefiap
OlrLorbeerblattelleLLudwigsburgampoRiLungenbläschenmUlLustschloss
LuLaufstegGHlLanglauffdelLeuchtfeuerrTishLastwagennordLindenstraße

11.9 Wörter in fortlaufenden Buchstabenschlangen suchen

Übung: Wörter mit dem angegebenen Anfangsbuchstaben suchen und farbig unterstreichen oder einrahmen.

Name: **Datum:**

M

ManzZuMantelknopfpUtMauselochlTMuMarianZamTMarterpfahlLioposO
MittuMieMieterschutzuMuMindestlohnNotmMittelmaßigErMondfinsternise
MorziMoMoorlandschafterlmlMorgengrußeLiMuseummuRtlMuttermaliftol
MoLaMusiksaalloAmMusikfestivalLayMyanmarTiMyrtenzweiglelMystikerl
MonMitMausefalleertMückenstichhereieMilchkannertumosSuMistaufenni

N

JaiNamenschilderimAnNamibiayoLiNaturschutzZuNebenjobBiTNebellisi
NeysSiNesthockerratENiedergangaRsLNiedrigwasserRosyNistkastenwo
NomloNotausgangGanIlNordenerDrNordpolletNormalitätToslNummeruni
MutiNummernschildanlNussknackerabZuyNusstorterldnNutztieramyoklai
NarrentreffennNistNistkastenurtixNimsNeuwagenendeNumrNeigungerstr

O

OmniLOberlandeRstOberleitungsinsPeOderinsOrtLOfengemüsesorlafias
OfeUtOffenheitzUrOffenbarunginLOhrringemyaLOhnmachtOoOklahomar
KkiarOlOktavereYoOldenburgunGiOldtimerraTiOrdinariatTrloOrdensfraul
OrbislOsOrkanyaBlaOlOsterhaseLoBgeOsternestastiLabOtterswangtikibi
oOrcOrchesterrombBorOberartztTOrtswechselndeTOOstroOpferstockerti

P

PartLyPalmengartenZuhParkplatzenSibPanikorchesterarPaukenschlagig
PasXoPechvogellePiPetersburgerKaPfefferminzbonboniSPfeffersalamior
PilllpPilzgerichtTernlPizzaexpresssoSSiPraxisschildingSilsPriesterosUmi
PraxoLatPrivatierRfrOpPrunkschlossSituPulverfassPpoliPutzkolonneklar
olpPmuPumuckellitTParkplatzproPPeperPfeffersteaktraktüPostbeamtenn

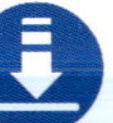

11.9 Wörter in fortlaufenden Buchstabenschlangen suchen

Übung: Wörter mit dem angegebenen Anfangsbuchstaben und farbig unterstreichen oder einrahmen.

Name: **Datum:**

Q

QuatChQuacksalberraTrqQuaderuilQQualitätSQueQuarktaschequiekern
QQuiQuastequarchQQuatschkopfFQuiQuallenwarnungquQQuedlinburge
QuitQuecksilberlQQuellenAQuiTeQuerformatTeQuoQuietschentequiquai
QuatclQuintessenzuGiQuittengeleeeErUQuotientenNiQiQuotenregelungl
oRQuQuälgeistertrUQupqiQuantensprungeRTQuliQualiättrausQuittungsl

R

RoSirRasenmäheriNaTRahmsoßelLamPiRausschmeißeratZResteesseni
ReiHiReisgerichtiSoReetdachaChRiesenradDaPaRinderzuchthasioPortil
RinslRitterburgErRohrreinigerPiRRollwagenRahRRotlichtsuHRuhrgebieti
RuZuRumkugelnRunlRutenKinZRunderneuerungungErRusslandavoialoii
RassekirRasselbandeeroldsRippenprellungngstheaRunRührlöffelminsRa

S

SAlOSandburgsiErSaftpresseniełSaSahnesoßeKlOsSamthandschuhemi
SaioSquSausewindingeRischSchirennennennTeSchirmherrschaftigyriosl
SchakiloSchokoladeseirSinSeenplatteplotZiSetzkastenJajiSiegerehrungo
StziHoiSituationenSitcOSitzmöbelLeiNiSitzblockadeMonStSonnenschein
soßetSinneswandelluhasSaugnäpfesdiursoPSologeigerinnrOSchwesterii

T

TatoiTaTaschentuchtAgTasteninstrumentTatoiOTayTauchgangsariofioni
TatoRtuTatendrangGrustTellerrandDamniLTeesortenNetTennissockenqi
TirloTTiefseetaucherTanlTintenrollerrOiLTischmanierenNortTortenboden
TonmiTrToastbrotelobEsTraurigkeiterTulTuffsteingebirgeTütTürsteherrap
TintenstrahllvortToüiTuTortenschlachttenspOjTraumgewichttwXoTollwutl

11.9 Wörter in fortlaufenden Buchstabenschlangen suchen

Übung: Wörter mit dem angegebenen Anfangsbuchstaben suchen und farbig unterstreichen oder einrahmen.

Name: **Datum:**

U

UkuKUckermarkckKinLohruHUhrmacherinniafrigOhTuUmständelaudibus
UmumrUfraUeUmsetzungsumaRUHsuTUngeduldoFtrauSottUntergangsi
UsuMltUnsinnunnUtiuSTrlUlmensterbenmultiVoLUlmerinMTUreinwohner
UppsaLiaUtrottUrsachenforschungmAtrialovTasuUsambaraveilchenklaro
iuUstUmleitungennutzEUlLUhrwerkKlinUmkehrUlöstUngeduldIpUaUhren

V

VaViVampirgeschichtevWvVanillezuckerUVwVasenformwWmVatertagvii
ViWarUVermutungenwUVenuWVVersreimenvWuNVVereinslebenmVvWi
VernUnVersicherungsgesellschaftvoMVerzugszinsenVierZViserergruppen
VanuRrVierlingesteHeVolumenvoMVollversammlungGgVorverkaufsrecht
tuvVaterfigureertvUvVielfaltlteuiVökVerdrängungstrlnkVerhaltendruclVieri

W

WettUwWasserbettneustwuNWasserfälleNmunOpLionTrWahrheitsgehalt
igiasWahtwORuWaldspazierganggHlOGraitwOWahlurnemOTWesensart
oktomiGrMWWestwindDNwTwerTWeltallLWWiesenblumenMvWirsingSo
WGenWvWissensgebietlWaWohnverhältnisseiNsEweoiWonnemonattZui
NWoWortwahlLKohWutanfallLestsWerfWundheilungklopPEiWiesenkraut

Z

ZaHkZahnärztinnentZzZZachariashHiZahlenrätselZimlzZZauberkastenm
olturZeZaZZehnerschrittezuZuRZementwerkelMxZickenkrieggHiZiegenst
allLtZoOrZoobesucherinwzlruZZungenbrecherungzZuZubRanzZündholzi
ZllzZweifelLporSorZwiebelartentensMiziZorZollbestimmungenmochtTzia
mziopZovZweckverbandleiTZinsniveauuortZitteraalöoPZiomZimtgeschgo

11.10 Buchstabenkombinationen suchen / Aufgabenkarten

Die folgenden Übungsblätter enthalten Wörter, die überwiegend auch auf den Wortkarten sind.

Mithilfe der Aufgabenkarten können die Patienten die Wörter nach bestimmten Buchstabenkombinationen durchsuchen und die gefundenen Wörter farbig unterstreichen oder umfahren.

Tipp: Um die Übung abwechslungsreich oder interaktiv zu gestalten, können zwischendurch die Aufgabenkarten gewechselt werden.

Vorbereitung: Die Aufgabenkarten werden auf dünnem Karton ausgedruckt und ausgeschnitten. Sie sind haltbarer, wenn sie laminiert werden.

Weitere Aufgaben:

- Eine weitere Möglichkeit, mit diesen Übungsblättern zu arbeiten, besteht darin, dass der Patient die Buchstaben zählt und deren Anzahl hinter jedes Wort schreibt (Aufgabenkarte blau links).
- Sehr anspruchsvoll für fortgeschrittene Patienten ist die Möglichkeit, die Wörter in jeder Sparte alphabetisch nach dem 2. Buchstaben im Wort zu ordnen (Aufgabenkarte blau rechts).

Hinweis:

Mit diesen Übungen wird das intensive Suchverhalten innerhalb der einzelnen Wörter mit kurzen seitlichen Blickwechseln gefördert. Damit wird die Lesefähigkeit enorm unterstützt.

Durch die erforderliche Konzentration ist diese Übungsart etwas anstrengend und sollte durch häufige kurze Erholungspausen unterbrochen werden.

11.10 Aufgabenkarten Buchstabenkombinationen suchen

Suchen Sie Wörter mit folgenden Buchstaben: **A E**	Suchen Sie Wörter mit folgenden Buchstaben: **A I**
Suchen Sie Wörter mit folgenden Buchstaben: **A T**	Suchen Sie Wörter mit folgenden Buchstaben: **E I**
Suchen Sie Wörter mit folgenden Buchstaben: **E R**	Suchen Sie Wörter mit folgenden Buchstaben: **E N**
Suchen Sie Wörter mit folgenden Buchstaben: **E S**	Suchen Sie Wörter mit folgenden Buchstaben: **E U**
Suchen Sie Wörter mit **zwei gleichen** Selbstlauten: **A E I O U**	Suchen Sie Wörter mit **drei** Selbstlauten: **A E I O U**
Suchen Sie Wörter mit **vier** Selbstlauten: **A E I O U**	Suchen Sie Wörter mit **mehr als vier** Selbstlauten: **A E I O U**
Suchen Sie Wörter mit **doppelten** Buchstaben.	Suchen Sie Wörter mit **zwei gleichen Mitlauten**
Schreiben Sie die **Anzahl der Buchstaben** hinter jedes Wort	Ordnen Sie die Wörter in jeder Sparte alphabetisch nach dem 2. Buchstaben im Wort. Schreiben Sie die Nummern unter die Wörter.

11.10 Buchstabenkombinationen suchen

Aufgabe: Wörter mit den auf der Aufgabenkarte angegebenen Buchstaben suchen und mit einem farbigen Stift markieren.

Name: **Datum:**

Antenne Atemnot Anlagen Auszeit Anemone Anfragen

Ableger Abendrot Amtsarzt Ananas Auszug Abgaben Autoren

Affekte Ameisen Affenart Amerika Attrappe Altertum Algenart

Artgenossen Altersangabe Assistenzarzt Allergietest Angsthase

---

Blumenbeet Bahnfahrt Bulldogge Blickkontakt Bettdecke

Blasebalg Bittsteller Buntspecht Brautkleid Badehose

Butterbrote Busfahrten Barkeeper Blütezeit Bisswunde

Bauprojekt Bootsfahrt Buchseiten Brühwürfel Buchdruck

Chaotin Chinesin Chimäre Chemiker Cineastik Christus

Chronik Chemie Charisma Chemikalie Charme Chorleiter

Charmeur Christentum Chemiesaal Charakter Chinareise

Cinemathek Chloroform Chamäleon Crysanthemen Chlorgas

11.10 Buchstabenkombinationen suchen

Aufgabe: Wörter mit den auf der Aufgabenkarte angegebenen Buchstaben suchen und mit einem farbigen Stift markieren.

Name: **Datum:**

Duschkopf Dominanz Druckerei Drehstuhl Dortmund Damenhut

Durtonart Dosenöffner Dummkopf Dehnung Dachdecker

Dimension Dramatiker Dämmerung Dosenpfand Drahtzaun

Deckelung Dachplatten Donnergott Düsseldorf Drückeberger

Erbsensuppe Ehrenbürger Ebenbild Ehepaar Eselsbrücke

Emmentaler Essensrest Emotionen Entenbrust Echtheit

Edelmann Erlebnisse Endeffekt Ewigkeit Erholung Eutonie

Erdbeere Edamer Etappensieg Empore Erdbeerfeld Erdbeben

Flaschendeckel Festplatte Familientreffen Feuerholz Fitnessclub

Forstwirtschaft Fortschritt Fachwerkhaus Forellenfilet Flachdach

Fangemeinde Finanzamt Facharbeiter Fotografin Fastenzeit

Fahrräder Fahnenmast Fischzüchter Flurschrank Fassdeckel

11.10 Buchstabenkombinationen suchen

Aufgabe: Wörter mit den auf der Aufgabenkarte angegebenen Buchstaben suchen und mit einem farbigen Stift markieren.

Name: **Datum:**

Geldautomat Grabrede Giebelfenster Gashahn Genugtuung

Gitternetz Gemüsebeet Goldkette Gartenzaun Gästezimmer

Gurkenglas Glasfabrik Goldrausch Glutnester Gnadenfrist

Glitzerwelt Gedächtnis Gangarten Gießkanne Gedichte

Hortplätze Hutfabrikant Himbeergeist Hotelgast Heftklammer

Hochzeitskleid Hitzschlag Hohlweg Handtasche Hotelkette

Hebebühne Hutzelbrot Haargummi Hustensaft Hundeleine

Hortensien Hamburger Holzstapel Himmelstor Herrlichkeit

Igelstacheln Idealismus Immergrün Imbiss Indianerdorf Innung

Imkerin Italien Istzustand Irokesen Intelligenz Irrwege

Italienerin Impfung Inselstaat Igelnest Irrglaube Indianerin

Isolation Irritation Initiative Industriegebiet Innereien Information

11.10 Buchstabenkombinationen suchen

Aufgabe: Wörter mit den auf der Aufgabenkarte angegebenen Buchstaben suchen und mit einem farbigen Stift markieren.

Name: **Datum:**

Jasmintee Justiziar Jadebusen Jenseits Jedermann Jerusalem

Jerusalem Jemeniten Justizpalast Jetztzeit Juragestein Jorinde

Jugendschutz Jugendliche Jojoeffekt Junikäfer Jobsuche

Jungviehweide Jazzsängerin Jahrestag Jägerlatein Justizirrtum

---

Kummerkasten Kommunikation Knödelsuppe Küchentisch

Klaviertaste Krankenhaus Küstenwache Kinderstube Knopfloch

Klingelknopf Kaminfeuer Korallenriff Kältewelle Klangschale

Kettensäge Kratzbürsten Korbflechter Krustentiere Kahnfahrt

Lungenbläschen Lendenschurz Lampenfieber Listenplatz

Lehrerzimmer Lesebuch Landessprache Laufrunde Laubbaum

Langeweile Ludwigsburg Laubfrosch Lindenstraße Lesereise

Lorbeerblatt Leberwurst Lindenbaum Leuchtkörper Lachanfall

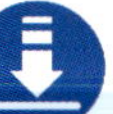

11.10 Buchstabenkombinationen suchen

Aufgabe: Wörter mit den auf der Aufgabenkarte angegebenen Buchstaben suchen und mit einem farbigen Stift markieren.

Name: **Datum:**

Mondfinsternis Mannschaft Mieterschutz Mixgetränk Myrtenzweig

Mauseloch Mantelknopf Musiksaal Morgengruß Materialwert

Muttermal Mittelmaß Musikfestival Millionärinnen Mindestlohn

Museum Marterpfahl Millimeter Mystiker Musikerin Maisfelder

Namenschilder Nussknacker Nordseeküste Nostalgie Nistkasten

Nummernblock Notenbank Nesthocker Naturschutz Nebenjob

Nusstorte Normalität Nordpol Neinsager Nordsee Nierentee

Niedrigwasser Niedergang Nasszelle Notausgang Notenschrank

Ortsvorsteher Oberleitungen Ordensfrau Oldenburg Oldtimer

Oklahoma Ofengemüse Offenheit Orchester Ohrgeräusche

Osternester Omnibusfahrer Otterswang Ohrringe Offenbarung

Osterhase Opernsängerinnen Opernball Ohnmacht Obstsalat

11.10 Buchstabenkombinationen suchen

Aufgabe: Wörter mit den auf der Aufgabenkarte angegebenen Buchstaben suchen und mit einem farbigen Stift markieren.

Name: **Datum:**

Pechvogel Pfeffersalami Palmengarten Paukenschlag Politiker

Petersburg Pilzgericht Pizzaexpress Prunkschloss Popkonzert

Prüfungsangst Putzkolonne Pleitegeier Platzregen Preisschild

Preisbindung Peinlichkeit Pausenbrot Pfefferminz Plüschtier

Quittengelee Quotienten Querkopf Qualität Quatschkopf

Quietschente Quacksalber Quantum Quasselstrippe Querformat

Quintessenz Quecksilber Quarktasche Quader Quarkspeise

Quälgeister Quellen Quizsendung Quellwasser Querstange

Rosmarinbusch Rasenmäher Riesenrad Rotkraut Rücksitze

Rosenstock Rumtopf Rampenlicht Radsport Rollentausch

Rübenzucker Rinderzucht Riedlandschaft Römertopf Randfigur

Rätselraten Rufbereitschaft Raufbolde Rahmsoße Rohrbruch

11.10 Buchstabenkombinationen suchen

Aufgabe: Wörter mit den auf der Aufgabenkarte angegebenen Buchstaben suchen und mit einem farbigen Stift markieren.

Name: **Datum:**

Saugnapf Südseeinseln Sinnsuche Sippenhaft Süßspeisen

Spaßvogel Supermann Stadtplan Schonkost Schaufenster

Schadensfall Schneepflug Schüttelfrost Schifahrer Schuhfabrik

Schmalzbrot Schafherde Scherenschnitt Soßenlöffel Silbersee

Tagesform Tulpenbeet Topfdeckel Tatendrang Toastbrote

Trickfilm Türklingel Tragetuch Teekanne Testament Tischtuch

Tollwut Tuchfühlung Trittbrett Tyrannei Tapeten Trompeten

Tierliebe Tautropfen Taschentuch Tasteninstrumente Tulpenbeet

Umleitung Uferweg Urheberin Utensilien Urahnen Umstände

Uhrmacher Ukulele Ulmerin Umkehr Untergang Umgebung

Ungnade Urenkel Umzüge Umsatzsteuer Uhrzeiger Umsetzung

Ureinwohner Uhrzeigersinn Umgangsformen Unsinn Umleitung

11.10 Buchstabenkombinationen suchen

Aufgabe: Wörter mit den auf der Aufgabenkarte angegebenen Buchstaben suchen und mit einem farbigen Stift markieren.

Name: **Datum:**

Vanillezucker Vasenformen Vatertag Vermutungen Vierlinge

Volumen Verzugszinsen Vereinsleben Versammlung Vorrang

Vorsatz Vanilleeis Vizekanzler Vorsänger Vielfraß Vierteltakt

Verräter Vatikan Vierecken Völlegefühl Verzögerung Vorrang

Wasserbett Wasserfälle Wahlurne Wesensart Weltall Wirsing

Wortwahl Wutanfälle Wonnemonat Wundheilung Wiesenblume

Wahrheit Wüstentour Wintersportart Wohlgefühl Wildwasser

Wollwaschgang Wahllokal Wohnungen Wühlmäuse Westwind

Zündholz Zoobesucherin Zementwerk Zahnärztin Zwiebelkuchen

Zauberkasten Zweckverband Zuckerhut Zaungäste Zahlenrätsel

Zauberspruch Zeckenbiss Zimtschnecke Zornesröte Ziegenstall

Zitteraal Zielgerade Zahnschmelz Zornesröte Zusammenhalt

11.11 Mehrteilige Wörter lesen/abschreiben

Auf den folgenden Übungsblättern befinden sich mehrteilige Wörter.

Sie werden (laut) gelesen und in die freien Felder geschrieben.

Hinweis:

Diese Übungen sind vor allem für Patienten mit Gesichtsausfall nach rechts geeignet. Da der Gesichtsfeldausfall in Leserichtung verläuft, besteht immer die Schwierigkeit, längere Wörter fließend zu lesen und Texte zu erfassen, weil der Patient oft nur den Anfang des Wortes sieht und nach einigen Wörtern meint, die Zeile sei schon zu Ende.

Das bewusste „Weiterschauen" beim Lesen ist eine wichtige Strategie, damit längere Wörter und Texte erfasst werden können.

11.11 Mehrteilige Wörter lesen und abschreiben

Aufgabe: Die Wörter lesen und in die leeren Felder schreiben.

Name: **Datum:**

Altpapiersammlungen	
Butterbrotpapiere	
Chemiefacharbeiterinnen	
Damenmodegeschäfte	
Eisenwarenabteilung	
Filmschauspielerinnen	
Gemütsverfassung	
Hochzeitsgesellschaft	
Industrialisierung	
Jahreshauptversammlung	
Kreditkartenabrechnung	
Lampenschirmmodelle	

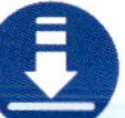

11.11 Mehrteilige Wörter lesen und abschreiben

Aufgabe: Die Wörter lesen und in die leeren Felder schreiben.

Name: **Datum:**

Mieterschutzbund	
Nasennebenhöhlen	
Osterhasengeschichten	
Politikwissenschaftlerin	
Qualmentwicklung	
Rosenzüchtertreffen	
Südseetourismus	
Treppengeländer	
Uferbefestigungen	
Veranstaltungskalender	
Wasserverunreinigung	
Zinngeschirrsammlung	

11.11 Mehrteilige Wörter lesen und abschreiben

Aufgabe: Die Wörter lesen und in die leeren Felder schreiben.

Name: **Datum:**

andersartig	
bodenständig	
chemikalisch	
dargeboten	
elendiglich	
fünfundfünfzig	
gewissenhaft	
hinterwäldlerisch	
international	
jungvermählte	
kleinkariert	
lustbetont	

11.11 Mehrteilige Wörter lesen und abschreiben

Aufgabe: Die Wörter lesen und in die leeren Felder schreiben.

Name: **Datum:**

minimalistisch	
nimmermehr	
organisatorisch	
pluralistisch	
quecksilberhaltig	
rammdösig	
sentimental	
tugendhaft	
unerlässlich	
vorsichtshalber	
wankelmütig	
zahlungswillig	

11.12 Satzteile zusammensetzen/abschreiben

Auf den folgenden Übungsblättern befinden sich 2-geteilte Sätze.

Die beiden passenden Satzteile werden gesucht und die vollständigen Sätze in die leeren Zeilen geschrieben.

Die Übungsblätter können zum mehrfachen Gebrauch laminiert und die Satzteile durch Striche mit einem abwischbaren Stift verbunden werden.

Hinweis:

Diese Übungen sind vor allem für Patienten mit Gesichtsausfall nach rechts geeignet. Da der Gesichtsfeldausfall in Leserichtung verläuft, besteht immer die Schwierigkeit, Texte zu erfassen, weil der Patient oft nur den Anfang des Wortes und den linken Teil des Textes sieht. Nach einigen Wörtern meint er, die Zeile sei schon zu Ende.

Deshalb ist das bewusste „Weiterschauen" beim Lesen die wichtigste Strategie, damit Texte erfasst werden können.

Durch die häufigen Blickwechsel beim Suchen der passenden Satzteile wird die Orientierung in Texten gefördert. Die Übungen sind etwas anstrengend und sollten durch kurze Erholungspausen unterbrochen werden.

11.12 Satzteile zusammensetzen/abschreiben

Aufgabe: Die beiden passenden Satzteile suchen und die vollständigen Sätze in die leeren Zeilen schreiben.

Name: **Datum:**

Die meisten Leute	für die Pflanzenwelt.
Der Wald muss unbedingt	keine Milchprodukte.
Insekten sind wichtig	der Seele gut.
Manche Menschen vertragen	für uns alle.
Kinder fürchten sich häufig	lieben den Frühling.
Ein eigenes Haus kann sich	in der Dunkelheit.
Gute Musik tut	nicht jeder leisten.
Die Landwirtschaft ist wichtig	ist gesund.
In manchen Städten ist	geschützt werden.
Ein bisschen Sport	der Verkehr sehr dicht.

11.12 Satzteile zusammensetzen / abschreiben

Aufgabe: Die beiden passenden Satzteile suchen und die vollständigen Sätze in die leeren Zeilen schreiben.

Name: **Datum:**

Gesunde Ernährung	viele Leute Tee.
Zu viel Fastfood	nicht alle Menschen.
Ein Glas Wein	teilweise weniger.
Manche Leute	kann nicht schaden.
Gesüßte Getränke	mögen kein Gemüse.
Im Sommer sollte	kann sehr lecker sein.
Im Winter trinken	macht dick.
Milchprodukte vertragen	man viel trinken.
Ältere Menschen essen	ist gut für den Blutdruck.
Salzarme Ernährung	sind nicht gesund.

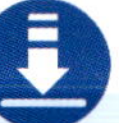

11.12 Satzteile zusammensetzen / abschreiben

Aufgabe: Die beiden passenden Satzteile suchen und die vollständigen Sätze in die leeren Zeilen schreiben.

Name: **Datum:**

Blumen im Garten	ist eindrucksvoll.
Alte Obstsorten	man feste Schuhe.
Blühende Wiesen	sind sehr schmackhaft.
Waldspaziergänge	das Laub so schön.
Ein Picknick im	ist sehr erfrischend.
Zum Wandern braucht	sehen schön aus.
Im Herbst raschelt	hat auch seinen Reiz.
Der Winter	brauchen Pflege.
Das Meeresrauschen	Grünen ist schön.
Ein Bad im See	sind sehr erholsam.

11.12 Satzteile zusammensetzen / abschreiben

Aufgabe: Die beiden passenden Satzteile suchen und die vollständigen Sätze in die leeren Zeilen schreiben.

Name: **Datum:**

11.13 Lückensätze ergänzen

Auf den folgenden Übungsblättern befinden sich Lückensätze sowie Blätter mit den fehlenden Wörtern.

Die Lückensätze und die Aufstellungen der fehlenden Wörter sind nummeriert, damit beides zugeordnet werden kann.

Das Blatt mit den fehlenden Wörtern wird in das untüchtige Sehfeld platziert, die fehlenden Wörter werden gesucht und in die Lücken eingetragen.

Hinweis:

Diese Übungen eignen sich besonders für Patienten mit Gesichtsfeldausfall nach links. Hierbei besteht immer die Schwierigkeit, Texte zu erfassen, weil der Patient nur den rechten Teil des Textes sieht und vor allem die Zeilenanfänge nicht findet. Somit wird durch die permanenten, bewussten Blickwechsel zwischen den fehlenden Wörtern und den Lückentexten die Lesefähigkeit gefördert.

Tipp:

Es gibt in verschiedenen Programmen aus dem Bereich der neuropsychologischen Rehabilitation oder der Sprachtherapie viele Arbeitsblätter mit Lückentexten oder mit angefangenen Sätzen, die ergänzt werden müssen. Meist stehen dabei die zu suchenden Wörter oben auf dem Arbeitsblatt. Diese Arbeitsblätter können für den Einsatz bei der Hemianopsiebehandlung leicht abgewandelt werden, indem der Teil des Arbeitsblattes mit den Suchwörtern abgeschnitten und im untüchtigen Sehfeld platziert wird.

Hinweis:

Häufig ist zu viel Text auf einem Blatt, sodass es für Patienten mit visuellen Einschränkungen sinnvoll ist, nur Teile eines Blattes zu kopieren. Wenn die Schrift zu klein ist, sollte das Blatt vergrößert werden.

11.13 Lückensätze ergänzen

Aufgabe: Die fehlenden Wörter in die Lückensätze schreiben.

Name: **Datum:**

---

1. Morgens, wenn die ____________ aufgeht und die ____________ erwacht, ist der Tag am schönsten.
2. Am ______________ brauchen die meisten ________________ eine Pause und etwas Gutes zu Essen.
3. Abends nach der getanen ______________ ist so mancher zu müde, um noch ins ________ zu gehen.
4. Die meisten _______________schlafen nachts, träumen dies und das und wachen am _________________ erholt auf.

---

5. Viele Menschen lieben den ___________________ und das viele, frische Grün in ___________________ und Natur.
6. Der Sommer mit seiner prallen _______________ lockt die Leute nach draußen in den ______________ oder ins Café.
7. Wenn dann die _______________ sich färben, die Früchte geerntet sind und der _____________ gekommen ist, bleibt man lieber zu Hause.
8. Der Winter hat auch so seine _____________, vor allem, wenn der Schnee in der _______________ glitzert.

---

9. Babys sind noch sehr hilflos, brauchen ______________ und ________________, um gut zu gedeihen.
10. Kleinkinder können recht anstrengend sein, sie brauchen viel _________________ und lernen jeden ______________ etwas Neues dazu.
11. Schulkinder sind gerne mit anderen ____________________ zusammen, brauchen aber zuweilen auch mal ______________, um sich auszuruhen.
12. Recht lebhaft sind ____________________________, sie probieren Vieles aus und schlagen dabei zuweilen auch mal über die ___________________

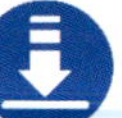

11.13 Lückensätze ergänzen

Aufgabe: Die fehlenden Wörter in die Lückensätze einfügen.

1.	**Sonne**	**Natur**
2.	**Mittag**	**Menschen**
3.	**Arbeit**	**Kino**
4.	**Leute**	**Morgen**

5.	**Frühling**	**Garten**
6.	**Fülle**	**Wald**
7.	**Blätter**	**Herbst**
8.	**Reize**	**Sonne**

9.	**Schutz**	**Geborgenheit**
10.	**Aufmerksamkeit**	**Tag**
11.	**Kindern**	**Ruhe**
12.	**Jugendliche**	**Stränge**

11.13 Lückensätze ergänzen

Aufgabe: Die fehlenden Wörter in die Lückensätze einfügen.

Name: **Datum:**

---

13. Manche Leute ___________ gern Müsli zum Frühstück, weil es ___________ ist, sich schnell zubereiten lässt und in _____________ Geschmacksrichtungen erhältlich ist.

14. Andere Menschen _______________________ ein pikantes Frühstück mit Spiegeleiern, Speck und __________________ sättigenden Zutaten, weil sie körperlich __________________.

15. Kinder sind manchmal ________________ noch so unausgeschlafen, dass sie ____________________ nichts essen wollen, ________________ dann aber in der Schulpause etwas zu sich nehmen.

16. Langschläfer gehen __________________ ohne Frühstück aus dem Haus, __________________ sich unterwegs etwas und nehmen sich vor, am __________________ Tag früher aufzustehen.

---

17. Wenn die Mittagspause sehr ____ ist, reicht es ____________ Menschen nicht, nach Hause zu ______ und sich etwas zu essen zu kochen.

18. Sie _____________ sich ein Pausenbrot mit, ____________ zu einer Imbissbude oder bereiten sich _____________ etwas Leckeres.

19. Leute, die ___________________ viel unterwegs sind, müssen ______________ in verschiedenen Restaurants _________ Kantinen essen.

20. Das ist nicht ___________ gesund, entspricht _____________________ nicht dem eigenen Geschmack und kann auch ganz schön ___________ werden.

---

21. Abends in Ruhe eine ____________________ Mahlzeit zu essen, ist zwar ___________________, führt aber bei ________________ Menschen dazu, dass sie nicht gut schlafen.

22. In Ruhe etwas Raffiniertes zu ______________ macht zwar Spaß, ist aber ______________________________ und nicht jeden Tag ________________.

23. Gesundes Essen zuzubereiten _________ nicht teuer sein und sollte ___________ mit Kindern in der Familie __________________ werden.

24. Das Einnehmen von _________________________ Mahlzeiten ist nicht in allen Familien ________________ möglich, kann aber eine ______________ Gelegenheit zum Austausch sein.

11.13 Lückensätze ergänzen

Aufgabe: Die fehlenden Wörter in die Lückensätze einfügen.

13.	**essen**	**gesund**	**vielen**
14.	**bevorzugen**	**weiteren**	**arbeiten**
15.	**morgens**	**überhaupt**	**sollten**
16.	**manchmal**	**besorgen**	**nächsten**

17.	**kurz**	**berufstätigen**	**gehen**
18.	**nehmen**	**gehen**	**abends**
19.	**beruflich**	**häufig**	**oder**
20.	**immer**	**teilweise**	**teuer**

21.	**komplette**	**gemütlich**	**manchen**
22.	**kochen**	**zeitaufwändig**	**möglich**
23.	**muss**	**schon**	**eingeübt**
24.	**gemeinsamen**	**täglich**	**schöne**

11.14 Lesetexte

Auf den folgenden Übungsblättern befinden sich Lesetexte mit verschiedenen Inhalten.

Sie werden mit oder ohne Zeilenhalter gelesen. Hilfreich ist, wenn die PatientInnen die Texte laut (vor-) lesen. Zur Steigerung oder als häusliche Übung können die Texte abgeschrieben werden.

Die Übungsblätter sind in verschiedenen Schwierigkeitsgraden, unterschiedlichen Schriftgrößen und in folgenden Varianten gehalten:

- Lesetext groß
- Lesetext Großbuchstaben
- Lesetext klein mit Trennung
- Lesetext groß – eingerückte Zeilenanfänge und Zeilenenden
- Lesetext klein – eingerückte Zeilenanfänge und Zeilenenden

Hinweis:

Die **eingerückten Zeilenanfänge** sind vor allem für Patienten mit Hemianopsie nach links eine wichtige Übung. Sie haben Schwierigkeiten, die Zeilenanfänge zu finden. Durch die verschieden eingerückten Zeilenanfänge wird trainiert, immer ausreichend weit nach links zu schauen.

Die **eingerückten Zeilenenden** sind vor allem für Patienten mit Hemianopsie nach rechts eine wichtige Übung. Sie sehen nur die Wortanfänge und müssen lernen, bewusst weiter bis zum Wort- oder Zeilenende zu schauen.

11.14 Lesetext groß

Übung: Text mit oder ohne Zeilenhalter lesen.

Name: **Datum:**

Brillenträger haben es manchmal schwer. Wenn sie nämlich winters von einem Spaziergang in die geheizte Stube zurückkehren, dann sehen sie plötzlich nichts mehr: ihre Brille beschlägt mit Feuchtigkeit. Es bleibt ihnen nichts anderes übrig, als die Brille abzunehmen und trockenzureiben.

Warum eigentlich haben Brillenträger mit solchen Schwierigkeiten zu kämpfen? Die Brille kühlt sich, wie jeder andere Gegenstand auch, im kalten Freien ab. Wird sie nun in einen warmen Raum gebracht, dann kühlt sich an ihr die warme Luft ab, und ein Teil der in dieser Luft enthaltenen Feuchtigkeit schlägt sich an der Brille nieder.

Von dieser Erscheinung sind natürlich nicht nur Brillenträger betroffen. Wer zum Beispiel mit einer Kamera aus der Kälte ins Warme kommt, wird anfangs kaum scharfe Bilder schießen können. Oder wer sich an einem Wintermorgen ins kalte Auto setzt, ist eine Weile damit beschäftigt, die Fensterscheiben trocken zu bekommen. Wer im Winter in eine Tiefgarage fährt, muss sogar den Scheibenwischer betätigen, denn nun beschlagen die Scheiben von außen.

Immer tritt die gleiche Erscheinung auf: Luft gibt beim Abkühlen Feuchtigkeit in Form von Wassertröpfchen an die kalte Umgebung ab.

Quelle: „Reha-Sehtraining“ – Therapieleitfaden für Orthoptistinnen, Christine Paul

11.14 Lesetext Großbuchstaben

Übung: Text mit oder ohne Zeilenhalter lesen.

Name: **Datum:**

BRILLENTRÄGER HABEN ES MANCHMAL SCHWER: WENN SIE NÄMLICH WINTERS VON EINEM SPAZIERGANG IN DIE GEHEIZTE STUBE ZURÜCKKEHREN, DANN SEHEN SIE PLÖTZLICH NICHTS MEHR: IHRE BRILLE BESCHLÄGT MIT FEUCHTIGKEIT.
ES BLEIBT IHNEN NICHTS ANDERES ÜBRIG, ALS DIE BRILLE ABZUNEHMEN UND TROCKENZUREIBEN.

WARUM EIGENTLICH HABEN BRILLENTRÄGER MIT SOLCHEN SCHWIERIGKEITEN ZU KÄMPFEN? DIE BRILLE KÜHLT SICH, WIE JEDER ANDERE GEGENSTAND AUCH, IM KALTEN FREIEN AB. WIRD SIE NUN IN EINEN WARMEN RAUM GEBRACHT, DANN KÜHLT SICH AN IHR DIE WARME LUFT AB, UND EIN TEIL DER IN DIESER LUFT ENTHALTENEN FEUCHTIGKEIT SCHLÄGT SICH AN DER BRILLE NIEDER.

VON DIESER ERSCHEINUNG SIND NATÜRLICH NICHT NUR BRILLENTRÄGER BETROFFEN. WER ZUM BEISPIEL MIT EINER KAMERA AUS DER KÄLTE INS WARME KOMMT, WIRD ANFANGS KAUM SCHARFE BILDER SCHIESSEN KÖNNEN. ODER WER SICH AN EINEM WINTERMORGEN INS KALTE AUTO SETZT, IST EINE WEILE DAMIT BESCHÄFTIGT, DIE FENSTERSCHEIBEN TROCKEN ZU BEKOMMEN. WER IM WINTER IN EINE TIEFGARAGE FÄHRT, MUSS SOGAR DEN SCHEIBENWISCHER BETÄTIGEN; DENN NUN BESCHLAGEN DIE SCHEIBEN VON AUSSEN.

IMMER TRITT DIE GLEICHE ERSCHEINUNG AUF: LUFT GIBT BEIM ABKÜHLEN FEUCHTIGKEIT IN FORM VON WASSERTRÖPFCHEN AN DIE KALTE UMGEBUNG AB.

Quelle: „Reha-Sehtraining“ – Therapieleitfaden für Orthoptistinnen, Christine Paul

11.14 Lesetext klein mit Trennung

Übung: Text mit oder ohne Zeilenhalter lesen.

Name: **Datum:**

Brillenträger haben es manchmal schwer. Wenn sie nämlich winters von einem Spaziergang in die geheizte Stube zurückkehren, dann sehen sie plötzlich nichts mehr: ihre Brille beschlägt mit Feuchtigkeit. Es bleibt ihnen nichts anderes übrig, als die Brille abzunehmen und trockenzureiben.

Warum eigentlich haben Brillenträger mit solchen Schwierigkeiten zu kämpfen? Die Brille kühlt sich, wie jeder andere Gegenstand auch, im kalten Freien ab. Wird sie nun in einen warmen Raum gebracht, dann kühlt sich an ihr die warme Luft ab, und ein Teil der in dieser Luft enthaltenen Feuchtigkeit schlägt sich an der Brille nieder.

Von dieser Erscheinung sind natürlich nicht nur Brillenträger betroffen. Wer zum Beispiel mit einer Kamera aus der Kälte ins Warme kommt, wird anfangs kaum scharfe Bilder schießen können. Oder wer sich an einem Wintermorgen ins kalte Auto setzt, ist eine Weile damit beschäftigt, die Fensterscheiben trocken zu bekommen. Wer im Winter in eine Tiefgarage fährt, muss sogar den Scheibenwischer betätigen, denn nun beschlagen die Scheiben von außen.

Immer tritt die gleiche Erscheinung auf: Luft gibt beim Abkühlen Feuchtigkeit in Form von Wassertröpfchen an die kalte Umgebung ab.

Quelle: „Reha-Sehtraining“ – Therapieleitfaden für Orthoptistinnen, Christine Paul

11.14 Lesetext groß - eingerückte Zeilenanfänge und Zeilenenden

Übung: Text mit oder ohne Zeilenhalter lesen.

Name: **Datum:**

Brillenträger haben es manchmal schwer. Wenn sie nämlich
winters von einem Spaziergang
in die geheizte Stube zurückkehren, dann sehen sie plötzlich
nichts mehr: ihre Brille
beschlägt mit Feuchtigkeit. Es bleibt ihnen nichts anderes
übrig, als die Brille
abzunehmen und trockenzureiben. Warum eigentlich
haben Brillenträger mit solchen Schwierigkeiten
zu kämpfen? Die Brille kühlt sich, wie jeder
andere Gegenstand auch, im kalten Freien ab. Wird sie nun in
einen warmen Raum gebracht, dann kühlt
sich an ihr die warme Luft ab, und ein Teil der in dieser Luft
enthaltenen Feuchtigkeit
schlägt sich an der Brille nieder. Von dieser Erscheinung
sind natürlich nicht nur Brillenträger betroffen. Wer zum Beispiel
mit einer Kamera aus der
Kälte ins Warme kommt, wird anfangs kaum scharfe Bilder
schießen können. Oder
wer sich an einem Wintermorgen ins kalte Auto setzt, ist eine
Weile damit beschäftigt, die Fensterscheiben
trocken zu bekommen. Wer im Winter in eine Tiefgarage fährt,
muss sogar den Scheibenwischer
betätigen, denn nun beschlagen die Scheiben von außen.
Immer tritt die gleiche Erscheinung auf: Luft gibt beim Abkühlen
Feuchtigkeit in Form von
Wassertröpfchen an die kalte Umgebung ab.

Quelle: „Reha-Sehtraining" – Therapieleitfaden für Orthoptistinnen, Christine Paul

11.14 Lesetext klein - eingerückte Zeilenanfänge und Zeilenenden

Übung: Text mit oder ohne Zeilenhalter lesen.

Name: **Datum:**

Brillenträger haben es manchmal schwer. Wenn sie nämlich winters von einem
Spaziergang in die geheizte Stube zurückkehren, dann
sehen sie plötzlich nichts mehr: ihre Brille beschlägt
mit Feuchtigkeit. Es bleibt ihnen nichts anderes übrig, als die Brille abzunehmen
und trockenzureiben.

Warum eigentlich haben Brillenträger mit solchen Schwierigkeiten zu
kämpfen? Die Brille kühlt sich, wie jeder andere Gegenstand auch, im kalten Freien
ab. Wird sie nun in einen warmen Raum
gebracht, dann kühlt sich an ihr die warme Luft ab, und ein Teil der in dieser Luft
enthaltenen Feuchtigkeit schlägt sich an der Brille nieder.

Von dieser Erscheinung sind natürlich
nicht nur Brillenträger betroffen. Wer zum Beispiel mit einer Kamera aus der Kälte ins
Warme kommt, wird anfangs kaum scharfe Bilder
schießen können. Oder wer sich an einem Wintermorgen ins kalte Auto setzt, ist eine
Weile damit beschäftigt, die Fensterscheiben trocken
zu bekommen. Wer im Winter in eine Tiefgarage fährt, muss sogar den
Scheibenwischer betätigen, denn
nun beschlagen die Scheiben von außen.

Immer tritt die gleiche Erscheinung auf: Luft gibt beim Abkühlen Feuchtigkeit
in Form von Wassertröpfchen an die kalte Umgebung ab.

Quelle: „Reha-Sehtraining“ – Therapieleitfaden für Orthoptistinnen, Christine Paul

11.14 Lesetext groß

Übung: Text mit oder ohne Zeilenhalter lesen.

Name: **Datum:**

Kaltes Wasser ist schwerer als warmes, deshalb sinkt es in einem Gefäß nach unten. Logischerweise müsste dann ein See von unten her zufrieren, denn das kältere Wasser sinkt nach unten. Warum aber gefriert das Wasser in einem See zuerst an der Oberfläche? Wasser verhält sich in dieser Hinsicht anders als alle anderen Flüssigkeiten.

Beim Abkühlen auf 4 °C zieht es sich zusammen und wird daher immer schwerer. Bei einer weiteren Abkühlung dehnt es sich aber wieder aus und wird also leichter. Wenn sich die Oberflächenschicht eines Teiches im Winter abkühlt, sinkt dieses Wasser wieder in die Tiefe. Wärmeres Wasser steigt in die Höhe und kühlt sich ebenfalls ab. Kälteres und wärmeres Wasser schichten sich so lange um, bis überall im Teich eine Temperatur von 4 °C herrscht.

Wird das Wasser an der Oberfläche nun weiter abgekühlt, so wird es leichter und sinkt nicht ab. Bei 0 °C gefriert es zu Eis, während das Wasser am Grund des Teiches noch 4 °C warm ist.

Auf diese Weise können Fische auch in einem zugefrorenen Teich einen eiskalten Winter überleben. Das Verhalten des Wassers, sich nur bis zu einer Temperatur von 4 °C zusammenzuziehen und sich bei einem weiteren Absinken der Temperatur wieder auszudehnen, nennt man die Anomalie des Wassers.

Quelle: „Reha-Sehtraining" – Therapieleitfaden für Orthoptistinnen, Christine Paul

11.14 Lesetext Großbuchstaben

Übung: Text mit oder ohne Zeilenhalter lesen.

Name: **Datum:**

KALTES WASSER IST SCHWERER ALS WARMES, DESHALB SINKT ES IN EINEM GEFÄSS NACH UNTEN. LOGISCHERWEISE MÜSSTE DANN EIN SEE VON UNTEN HER ZUFRIEREN, DENN DAS KÄLTERE WASSER SINKT NACH UNTEN. WARUM ABER GEFRIERT WASSER IN EINEM SEE ZUERST AN DER OBERFLÄCHE? WASSER VERHÄLT SICH IN DIESER HINSICHT ANDERS ALS ALLE ANDEREN FLÜSSIGKEITEN.

BEIM ABKÜHLEN AUF 4 °C ZIEHT ES SICH ZUSAMMEN UND WIRD DAHER IMMER SCHWERER. BEI EINER WEITEREN ABKÜHLUNG DEHNT ES SICH ABER WIEDER AUS UND WIRD ALSO LEICHTER. WENN SICH DIE OBERFLÄCHENSCHICHT EINES TEICHES IM WINTER ABKÜHLT, SINKT DIESES WASSER WIEDER IN DIE TIEFE. WÄRMERES WASSER STEIGT IN DIE HÖHE UND KÜHLT SICH EBENFALLS AB. KÄLTERES UND WÄRMERES WASSER SCHICHTEN SO LANGE UM, BIS ÜBERALL IM TEICH EINE TEMPERATUR VON 4 °C HERRSCHT.

WIRD DAS WASSER AN DER OBERFLÄCHE NUN WEITER ABGEKÜHLT, SO WIRD ES LEICHTER UND SINKT NICHT AB. BEI 0 °C GEFRIERT ES ZU EIS, WÄHREND DAS WASSER AM GRUND DES TEICHES NOCH 4 °C WARM IST.

AUF DIESE WEISE KÖNNEN FISCHE AUCH IN EINEM ZUGEFRORENEN TEICH EINEN EISKALTEN WINTER ÜBERLEBEN. DAS VERHALTEN DES WASSERS, SICH NUR BIS ZU EINER TEMPERATUR VON 4 °C ZUSAMMENZUZIEHEN UND BEI EINEM WEITEREN ABSINKEN DER TEMPERATUR WIEDER AUSZUDEHNEN, NENNT MAN DIE ANOMALIE DES WASSERS.

Quelle: „Reha-Sehtraining“ – Therapieleitfaden für Orthoptistinnen, Christine Paul

11.14 Lesetext klein mit Trennung

Übung: Text mit oder ohne Zeilenhalter lesen.

Name: **Datum:**

Kaltes Wasser ist schwerer als warmes, deshalb sinkt es in einem Gefäß nach unten. Logischerweise müsste dann ein See von unten her zufrieren, denn das kältere Wasser sinkt nach unten. Warum aber gefriert das Wasser in einem See zuerst an der Oberfläche? Wasser verhält sich in dieser Hinsicht anders als alle anderen Flüssigkeiten.

Beim Abkühlen auf 4 °C zieht es sich zusammen und wird daher immer schwerer. Bei einer weiteren Abkühlung dehnt es sich aber wieder aus und wird also leichter. Wenn sich die Oberflächenschicht eines Teiches im Winter abkühlt, sinkt dieses Wasser wieder in die Tiefe. Wärmeres Wasser steigt in die Höhe und kühlt sich ebenfalls ab. Kälteres und wärmeres Wasser schichten sich so lange um, bis überall im Teich eine Temperatur von 4 °C herrscht.

Wird das Wasser an der Oberfläche nun weiter abgekühlt, so wird es leichter und sinkt nicht ab. Bei 0 °C gefriert es zu Eis, während das Wasser am Grund des Teiches noch 4 °C warm ist.

Auf diese Weise können Fische auch in einem zugefrorenen Teich einen eiskalten Winter überleben. Das Verhalten des Wassers, sich nur bis zu einer Temperatur von 4 °C zusammenzuziehen und sich bei einem weiteren Absinken der Temperatur wieder auszudehnen, nennt man die Anomalie des Wassers.

Quelle: „Reha-Sehtraining" – Therapieleitfaden für Orthoptistinnen, Christine Paul

11.14 Lesetext groß- eingerückte Zeilenanfänge und Zeilenenden

Übung: Text mit oder ohne Zeilenhalter lesen.

Name: **Datum:**

Kaltes Wasser ist schwerer als warmes, deshalb sinkt es in
einem Gefäß nach unten. Logischerweise müsste
dann ein See von unten her zufrieren, denn das kältere Wasser
sinkt nach unten. Warum aber gefriert das Wasser in
einem See zuerst an der Oberfläche? Wasser verhält sich in
dieser Hinsicht anders als alle anderen Flüssigkeiten.
Beim Abkühlen auf 4 °C zieht es sich zusammen
und wird daher immer schwerer. Bei einer weiteren Abkühlung
dehnt es sich aber wieder aus und wird also leichter. Wenn sich
die Oberflächenschicht eines Teiches im Winter
abkühlt, sinkt dieses Wasser wieder in die Tiefe. Wärmeres
Wasser steigt in die Höhe und kühlt sich ebenfalls
ab. Kälteres und wärmeres Wasser schichten sich so lange um,
bis überall im Teich eine Temperatur von 4 °C herrscht.
Wird das Wasser an der Oberfläche nun weiter
abgekühlt, so wird es leichter und sinkt nicht ab. Bei 0 °C gefriert
es zu Eis, während das Wasser am Grund des
Teiches noch 4 °C warm ist. Auf diese Weise können Fische
auch in einem zugefrorenen Teich einen eiskalten
Winter überleben. Das Verhalten des Wassers, sich nur bis zu
einer Temperatur von 4 °C zusammenzuziehen und sich bei
einem weiteren Absinken der Temperatur wieder auszudehnen,
nennt man die Anomalie des Wassers.

Quelle: „Reha-Sehtraining“ – Therapieleitfaden für Orthoptistinnen, Christine Paul

11.14 Lesetext klein - eingerückte Zeilenanfänge und Zeilenenden

Übung: Text mit oder ohne Zeilenhalter lesen.

Name: **Datum:**

Kaltes Wasser ist schwerer als warmes, deshalb sinkt es in einem Gefäß nach
unten. Logischerweise müsste dann ein See von unten her
zufrieren, denn das kältere Wasser sinkt nach unten. Warum aber gefriert das
Wasser in einem See zuerst an der Oberfläche?

Wasser verhält sich in dieser
Hinsicht anders als alle anderen Flüssigkeiten. Beim Abkühlen auf 4 °C zieht es sich
zusammen und wird daher immer schwerer. Bei einer
weiteren Abkühlung dehnt es sich aber wieder aus und wird also leichter.

Wenn sich die Oberflächenschicht eines Teiches im Winter
abkühlt, sinkt dieses Wasser wieder in die Tiefe. Wärmeres Wasser steigt in die
Höhe und kühlt sich ebenfalls ab. Kälteres
und wärmeres Wasser schichten sich so lange um, bis überall im Teich eine
Temperatur von 4 °C herrscht.

Wird das Wasser an der Oberfläche nun weiter abgekühlt, so
wird es leichter und sinkt nicht ab. Bei 0 °C gefriert es zu Eis, während das Wasser
am Grund des Teiches noch 4 °C warm ist.

Auf diese Weise können Fische auch in einem zugefrorenen Teich einen eiskalten
Winter überleben.

Das Verhalten des Wassers, sich nur bis zu einer Temperatur von 4 °C
zusammenzuziehen und
sich bei einem weiteren Absinken der
Temperatur wieder auszudehnen, nennt man die Anomalie des Wassers.

Quelle: „Reha-Sehtraining“ – Therapieleitfaden für Orthoptistinnen, Christine Paul

11.15 Bandwurmtexte

Auf den folgenden Übungsblättern befinden sich „Bandwurmtexte“ mit verschiedenen Inhalten. Sie sind ohne Wortzwischenräume und ohne Satzzeichen in Großbuchstaben geschrieben.

Die Texte werden mit oder wenn möglich ohne Zeilenhalter gelesen und die Wortzwischenräume und Satzzeichen eingetragen, am besten mit Rotstift.

Zur Steigerung oder als häusliche Übung können die Texte abgeschrieben werden.

Hinweis:

Diese Übungen sind recht schwer und die Bearbeitung erst möglich, wenn die einfacheren Suchübungen erfolgreich durchgeführt werden konnten.

Weil zunächst Unsicherheit besteht, wo ein Satz zu Ende ist und ein neuer Satz anfängt, kommt es zu permanenten, seitlichen Blickwechseln, wodurch die Lesefähigkeit enorm gefördert wird.

Durch die hohe kognitive Anforderung und die erforderliche Konzentration ist diese Übungsart sehr anstrengend und sollte durch häufige kurze Erholungspausen unterbrochen werden.

11.15 Bandwurmtext Großbuchstaben

Übung: Wortzwischenräume und Satzzeichen mit Buntstift einzeichnen.

Name: **Datum:**

SEITDERMENSCHAUFDIESERERDELEBTISTERAUF

HILFSMITTELANGEWIESENUMEXISTIERENZUKÖNN

ENSOBRAUCHTEERVONANFANGANWAFFENUMTIE

REZUERLEGENODERSICHZUVERTEIDIGENWERKZE

UGEUMEINEHÜTTEZUBAUENODERDENBODENZUB

EARBEITENTRANSPORTMITTELUMLASTENZUBEFÖ

RDERNDIEENTWICKLUNGDERWERKZEUGEUNDDE

RHANDWERKLICHENTECHNIKENVOLLZOGSICHNIC

HTKONTINUIERLICHSONDERNENTSPRECHENDDEN

BEDÜRFNISSENWÜNSCHENUNDFÄHIGKEITENDER

EINZELNENKULTURBEREICHEUNDLETZLICHENTSC

HIEDSTETSDERTECHNISCHEENTWICKLUNGSSTAN

DÜBERAUFSTIEGODERNIEDERGANGDIESERKULTU

REN

Quelle: „Reha-Sehtraining" – Therapieleitfaden für Orthoptistinnen, Christine Paul

11.15 Bandwurmtext Großbuchstaben

Übung: Wortzwischenräume und Satzzeichen mit Buntstift einzeichnen.

Name: **Datum:**

KINDERHABENEIGENSCHAFTENDIESIEINBESONDE
REMMAßDERGEFAHRVONVERGIFTUNGSUNFÄLLE
NAUSSETZENEINTEILDIESERUNFÄLLEGEHTAUFDA
SKONTOVONPFLANZENGIFTENKLEINKINDERSTEC
KENVIELESINDENMUNDWEILSIEINDIESERENTWICK
LUNGSSTUFEDIEDINGEMITDEMMUNDUNTERSUCH
ENAUßERDEMISTIHRGESCHMACKSSINNNOCHNICH
TSOFEINAUSGEPRÄGTWIEDERVONERWACHSENE
NDESHALBESSENSIEAUCHSCHLECHTSCHMECKEN
DEDINGEÄLTEREKINDERSINDNEUGIERIGUNDPRO
BIERENGERNEAUSZUDEMLIEBENSIEDASKOCHENS
PIELENMITBLÄTTERNFRÜCHTENUNDBLÜTENDIESI
EINIHRERUMGEBUNGFINDENDEMENTSPRECHEND
VERGEHTKEINJAHROHNEDASSINDENTAGESZEITU
NGENÜBERVERGIFTUNGSUNFÄLLEMITPFLANZENB
EIKINDERNBERICHTETWIRDGIFTPFLANZENWACHS
ENNICHTNURDRAUßEN“VORDENTORENDERSTADT
“VIELEHABENALSZIERPFLANZENUNSEREGARTENA
NLAGENUNDWOHNUNGENEROBERTNICHTSELTEN
FINDETMANSIESOGARIMGRÜNRINGUMSCHULHÖF
EKINDERGÄRTENSPIELPLÄTZEUNDFREIBÄDER

Quelle: „Reha-Sehtraining“ – Therapieleitfaden für Orthoptistinnen, Christine Paul

11.15 Bandwurmtext Großbuchstaben

Übung: Wortzwischenräume und Satzzeichen mit Buntstift einzeichnen.

Name: **Datum:**

MANSOLLTEMEINENDASTRAGENEINERBRILLEDIEZ
UMBESSERENSEHENVERHILFTSEIINUNSERERAUF
GEKLÄRTENZEITEINEGENAUSOSELBSTVERSTÄND
LICHESACHEWIEDASTRAGENVONHANDSCHUHEN
GEGENDIEKÄLTEDASSTIMMTJEDOCHNURZUMTEIL
TATSACHEISTDASSDIEVORURTEILEGEGENDIESEH
HILFENNOCHIMMERNICHTGANZAUSDERWELTGER
ÄUMTWERDENKONNTENISTDIEABLEHNENDEHALT
UNGGEGENDIEBRILLESCHONBEIDENERWQACHSE
NENGEFÄHRLICH-
VIELEAUTOFAHRERSINDTROTZGESTÖRTERSEHKR
AFTAUFUNSERENSTRßENUNTERWEGS-
WIRDSIEGERADEZUVERHÄNGNISVOLLWENNSIEAU
CHAUFDIEKINDERÜBERTRAGENWIRDDASRICHTIG
ESEHENWIRDIMLAUFEDERERSTENFÜFBISSECHSJ
AHREGELERNTSEHFEHLERMÜSSENDESHALBUNB
EDINGTSOFRÜHWIEMÖGLICHDURCHEINEBRILLEK
ORRIGIERTWERDENDAMITDASKINDDASNORMALE
SEHENLERNTOHNESEHHILFEENTWICKELTSICHEIN
ESCHWACHSICHTIGKEITDIESPÄTERNICHTMEHRZU
BEHEBENISTUNDDIEDIECHANCENDERPERSÖNLIC
HENUNDBERUFLICHENENTWICKLUNERHEBLICHBE
EINTRÄCHTIGENKANN

Quelle: „Reha-Sehtraining“ – Therapieleitfaden für Orthoptistinnen, Christine Paul

11.16 Erschwerte Lesetexte

Auf den folgenden Übungsblättern befinden sich erschwerte Lesetexte mit verschiedenen Inhalten.

Sie sind mit unterschiedlichen, teils größeren Wortzwischenräume und mit ablenkenden Lückenfüllern geschrieben.

Die Texte werden mit oder wenn möglich ohne Zeilenhalter laut (vor-)gelesen und als Steigerung oder häusliche Übung abgeschrieben.

Hinweis:

Diese Übungen sind erst möglich, wenn einfachere Suchübungen erfolgreich durchgeführt werden konnten und einfachere Texte gelesen werden können. Durch das genaue Schauen wird die Lesekompetenz erheblich gefördert.

Wenn diese Texte ohne große Mühe gelesen werden können, ist die Lesefähigkeit soweit wiederhergestellt, dass nun das Lesen normaler Texte in Zeitschriften und Büchern möglich ist.

Durch die erforderliche hohe Konzentration ist diese Übungsart sehr anstrengend und sollte durch häufige kurze Erholungspausen unterbrochen werden.

11.16 Erschwerter Lesetext - große Wortzwischenräume

Übung: Den Text mit oder ohne Zeilenhalter lesen.

Name: **Datum:**

Die beiden Frösche

Zwei Frösche auf Wanderschaft kamen gegen Abend in die Kammer eines Bauernhofs und fanden dort eine große Schüssel Milch, die zum Abrahmen aufgestellt war. Sie hüpften zugleich hinein und ließen es sich schmecken. Als sie ihren Durst gestillt hatten und wieder ins Freie wollten, mussten sie jedoch feststellen, dass die glatte Wand der Schüssel nicht zu bezwingen war. Sie rutschten immer wieder in ihr flüssiges Gefängnis zurück.

Viele Sunden mühten sie sich nun vergeblich ab, wieder hinaus zu kommen, und ihre Schenkel wurden allmählich schwächer. Da quakte der eine Frosch erschöpft: „Alles Strampeln ist umsonst, das Schicksal ist gegen uns, ich gebe auf." Er sank auf den Boden des Gefäßes und ertrank.

Der andere aber strampelte verzweifelt weiter. So blieb ihm das traurige Los seines Genossen erspart, denn plötzlich fühlte er den ersten festen Butterbrocken unter seinen Füßen. Mit letzter Kraft stieß er sich ab - und war im Freien.

Quelle: „Reha-Sehtraining" – Therapieleitfaden für Orthoptistinnen, Christine Paul

11.16 Erschwerter Lesetext - unterschiedliche Wortzwischenräume

Übung: Den Text mit oder ohne Zeilenhalter lesen.

Name: **Datum:**

Der Rabe und der Fuchs

Ein Rabe hatte einen Käse gestohlen, flog damit auf einen Baum und wollte dort seine Beute in Ruhe verspeisen. Da es aber der Raben Art ist, beim Essen nicht schweigen zu können, hörte ein vorbeikommender Fuchs den Raben über den Käse zufrieden krächzen. Er flog eilig hinzu und begann den Räuber zu preisen: „O Rabe, was bist du für ein wunderbarer Vogel. Wenn dein Gesang ebenso schön ist wie dein Gefieder, dann sollte man dich zum König aller Vögel krönen!“ Dem Raben taten diese Schmeicheleien so wohl, dass er seinen Schnabel weit aufsperrte, um dem listigen Fuchs etwas vorzusingen. Dabei entfiel ihm aber der Käse, den der listige Fuchs schleunigst nahm. Er fraß ihn genießerisch und lachte über den arglosen Raben, der diese Täuschung nicht rechtzeitig bemerkt hatte.

Quelle: „Reha-Sehtraining“ – Therapieleitfaden für Orthoptistinnen, Christine Paul

11.16 Erschwerter Lesetext - Lückenfüller

Übung: Den Text mit oder ohne Zeilenhalter lesen.

Name: **Datum:**

Die Stachelschweine

An+++einem+++eisig+++kalten+++Wintertag+++–+++der+++Wind+++pfiff+++
+++schneidend+++–+++drängte+++sich+++eine+++Schar+++Stachelschweine+++in
ihrem+++Schlupfwinkel+++so+++nahe+++wie+++möglich+++aneinander.+++Aber
+++als+++sie+++sich+++zusammendrängten,+++bohrten+++sich+++ihre+++spitzen
Stacheln+++gegenseitig+++in+++ihre+++Körper.+++Sie+++wichen+++also+++
+++wieder+++auseinander,+++doch+++die+++eisige+++Kälte+++zwang+++sie+++
abermals,+++nahe+++zusammenzurücken.+++Wieder+++stachen+++sie+++sich++
+mit+++ihren+++Borsten,+++und+++wieder+++wichen+++sie+++auseinander.

+++Auseinander+++ –+++zusammenrücken+++ –+++auseinander+++ –+++das+++
wiederholte+++sich+++so+++oft,+++bis+++sie+++einen+++Abstand+++gefunden
+++hatten,+++der+++sie+++die+++Kälte+++des+++Winters+++ertragen+++ließ;+++
nicht+++allzu+++nahe+++beisammen,+++sodass+++sie+++ihre+++Stacheln +++
+++nicht+++störten,+++und+++nicht+++allzu+++sehr+++auseinander,+++so+++
dass+++sie+++nicht+++erfroren.

+++Diesen+++Abstand+++nannten+++sie+++Höflichkeit+++und+++gutes+++
+++Benehmen.

Quelle: „Reha-Sehtraining“ – Therapieleitfaden für Orthoptistinnen, Christine Paul

11.16 Erschwerter Lesetext – Lückenfüller – eingerückt

Übung: Den Text mit oder ohne Zeilenhalter lesen.

Name: **Datum:**

Die kluge Maus

Eine<<<Maus,<<<die<<<sich<<<für<<<recht<<<klug<<<hielt,<<<sah
<<eines<<<Abends<<<neugierig<<<aus<<<ihrem<<<
Loch<<<und<<<bemerkte<<<eine<<<Falle.<<<Ohne<<<große
<<<Angst<<<näherte<<<sie<<<sich<<<dem<<<gefährlichen<<<Ort.<<<
„Für<<<wie<<<dumm<<<müssen<<<mich
<<<die<<<Menschen<<<halten!“,<<<sagte<<<sie.<<<„Da<<<stellen<<<
sie<<<mit<<<drei<<<Hölzchen<<<einen<<<schweren
<<<Ziegel<<<aufrecht,<<<und<<<an<<<eines<<<der<<<Hölzchen<<<
stecken<<<sie<<<ein<<<Stück<<<Speck.<<<Eine
<<<solche<<<Mausefalle<<<ist<<<doch<<<nichts<<<Neues!<<<
Nein,<<<nein,<<<wir<<<kennen<<<Eure
<<<List!<<<Wir<<<wissen<<<wohl,<<<wenn<<<man<<<den
<<<Speck<<<fressen<<<will,<<<fällt<<<der<<<Ziegelstein<<<um<<<
und<<<schlägt<<<den<<<Nascher<<<tot.<<<Es<<<ist
<<<das<<<Klügste,<<<lieber<<<etwas<<<anderes<<<zu<<<essen.“<<<
„Aber“,<<<fuhr<<<das<<<Mäuschen<<<fort,
<<<„riechen<<<darf<<<man<<<schon<<<daran.<<<Vom<<<bloßen<<<
Riechen<<<kann<<<die<<<Falle<<<nicht
<<<zuschlagen<<<und<<<<ich<<<rieche<<<den<<<Speck<<<doch<<<
für<<<mein<<<Leben<<<gern!“<<<Es<<<lief
<<<unter<<<die<<<Falle<<<und<<<roch<<<vorsichtig<<<an<<<
dem<<<Speck.<<<Die<<<Falle<<<war<<<aber
<<<ganz<<<lose<<<gestellt<<<und<<<kaum<<<berührte<<<es<<<mit<<<dem<<<
Näschen<<<den<<<Speck,<<<fiel<<<sie<<<zusammen,<<<und<<<
<<<das<<<gierige<<<Mäuschen<<<wurde<<<erdrückt.

Quelle: „Reha-Sehtraining“ – Therapieleitfaden für Orthoptistinnen, Christine Paul

12. Einsatz käuflicher Materialien und Spiele

Die meisten ErgotherapeutInnen sind wahre Meister im Adaptieren von käuflichen Materialien und Spielen. Meist sind die Schränke in Praxen voll davon und Vieles lässt sich ohne viel Aufwand hervorragend „zweckentfremden", um zielgerichtete Übungen bei Gesichtsfeldausfällen durchzuführen. Wichtig ist, dass das Material oder die Aufgabe immer in das untüchtige Sehfeld platziert wird, sodass permanent der Blick dorthin gerichtet werden kann.

Im Folgenden werden einige Beispiele aus verschiedenen Bereichen dargestellt.

Käufliche Materialien:

- Arbeitsblätter mit Lückentexten: Meist befinden sich die Suchwörter auf dem oberen Rand des Blattes. Die Suchwörter können abgeschnitten und in das untüchtige Sehfeld gelegt werden.
- Geheimschriften: Oft befindet sich die Entschlüsselung der Geheimschrift auf einem gesonderten Blatt. Dies wird in das untüchtige Sehfeld gelegt.
- Suchbilder: 2 auf den ersten Blick gleich wirkende Bilder werden verglichen, und Abweichungen / Fehler gesucht. Die beiden Bilder werden auseinandergeschnitten und eines in das untüchtige Sehfeld gelegt.
- Wort-Suchspiele mit themenorientierten Suchaufgaben, in verschiedenen Schriftgrößen im Zeitschriftenhandel erhältlich.
- Mithilfe eines Overheadprojektors können Suchaufgaben auf Folien kopiert und an die Wand geworfen werden; die Patienten zeigen mit einem Laserpointer auf das Gesuchte.

Käufliche Spiele:

- **Domino (9er):** Die Spielsteine mit den Punkten nach oben auf dem Tisch auslegen, verschiedene Aufgaben durchführen (S. 56 und 57)
- **Make'n Break:** Die Vorlage ins untüchtige Sehfeld legen (Quelle: Ravensburger)
- **Memory:** Achtung – keine kindlichen Motive nehmen! Mit der Bildseite nach oben auf den Tisch legen und Paare suchen (S. 55) (Quelle: Ravensburger)
- **Nikitin Musterwürfel:** Die Vorlagen ins untüchtige Sehfeld platzieren (S. 54) (Quelle: Verschiedene Händler)
- **Triominos:** Die Spielsteine offen ins untüchtige Sehfeld legen, einen beliebigen Stein mittig vor den Patienten legen. Therapeut und Patient suchen im Wechsel einen passenden Spielstein und legen ihn an den ersten Stein, usw. (Quelle: Goliath Tois, verschiedene Händler)
- **Ubongo:** Die Vorlage ins untüchtige Sehfeld legen (Quelle: Kosmos, verschiedene Händler)

13. Übungen mit dem PC/Beamer

Es gibt eine erhebliche Anzahl käuflicher Übungsprogramme zum Kompensationstraining/Sakkadentraining bei Gesichtsfeldausfällen, auf die wir in diesem Buch nicht näher eingehen. Bei der Anwendung muss immer darauf geachtet werden, dass die Augenbewegungen ohne Drehung des Kopfes erfolgen; es gibt käufliche Kinnstützen, die das Drehen des Kopfes verhindern.

Weiterhin muss der Bildschirm groß genug sein, um großräumigere Suchbewegungen mit den Augen ins untüchtige Sehfeld zu ermöglichen.

Auch die Vergrößerung der Bildschirmansicht über einen Beamer ist hierfür hilfreich.

14. Häusliche Übungen / Dokumentation

Das Üben zuhause, allein oder mit Angehörigen, ist für einen Therapieerfolg unerlässlich. Die übliche Verordnungsmenge von 1–2 × pro Woche reicht bei weitem nicht aus, damit die in der Therapie erarbeiteten Kompensationsstrategien „in Fleisch und Blut übergehen". Das Einüben von Kompensationsstrategien ist nur durch häufiges Wiederholen möglich. Eine motivierte Mitarbeit und die vertrauensvolle Zusammenarbeit zwischen Patienten, Angehörigen und TherapeutInnen ist unerlässlich, um in der Therapie und durch vertiefendes häusliches Üben Fortschritte zu erzielen.

Voraussetzung zum selbständigen häuslichen Üben ist, dass der Therapeut zum Ende der Therapiestunde geeignete Übungen erläutert und auch Übungsblätter mitgibt.

Warum üben?

Ähnlich wie z. B. bei sportlichen Techniken, beim Erlernen von Tanzschritten, Handarbeitstechniken wie Häkeln oder Stricken und beim Schreibenlernen folgt dieser Lern- und Speicherprozess durch das Gehirn den allgemeinen Prinzipien motorischen und allgemeinen Lernens:

- Zuerst müssen die Inhalte und der Ablauf von Übungen erklärt und verstanden werden.
- Dann werden Bewegungen und Verhaltensweisen zunächst bewusst und langsam ausgeführt; eine hohe Konzentration ist erforderlich.
- Durch häufige Wiederholungen und Variationen kommt es zur Automatisierung der Bewegungsabläufe oder Verhaltensweisen, es ist nicht mehr viel Konzentration erforderlich.
- Die Bewegungsabläufe und Verhaltensweisen laufen weitgehend unbewusst ab und müssen nicht mehr bewusst gesteuert werden.

In Bezug zu einem Gesichtsfeldausfall bedeutet dies, dass die Sehreize im untüchtigen Sehfeld ohne große Überlegungen angeschaut werden, die Wohnung und das Umfeld so genutzt werden, dass ein weiteres tägliches Training „wie beiläufig" erfolgt. Dadurch nimmt die Orientierung des Patienten zu, die Unsicherheit im Haus, im Freien und in Gesellschaft geht zurück, und der Alltag kann wieder besser und selbständiger bewältigt werden.

Damit die Patienten sich die häuslichen Übungen merken können und die TherapeutInnen den Überblick behalten, ist es sinnvoll, sie in kurzen Stichpunkten aufzuschreiben.

Dazu eignen sich die folgenden Blätter **„Häusliche Übungen zur visuellen Rehabilitation"** (S. 188 und 189).

Die Notizen darauf können auch für die Dokumentation zur Erstellung von Arztberichten oder als Gedächtnisstütze für interdisziplinäre Gespräche hilfreich sein.

14. Häusliche Übungen / Dokumentation RVKT

Name PatientIn	
Name TherapeutIn	

Datum	Übungen

Häusliche Übungen / Dokumentation RVKT

Datum	Übungen

Literaturempfehlung

AOTA (Hrsg.) (2017): Menschen mit Schlaganfall: Leitlinien der Ergotherapie, Band 3. Göttingen: Hogrefe.

Augustin, A. J. ([4]2018): Augenheilkunde. Heidelberg: Kaden.

Deutscher Verband der Ergotherapeuten e.V. (Hrsg.) (Neuausgabe 2017): Indikationskatalog Ergotherapie. Idstein: Schulz-Kirchner.

Frommelt, P. / Lösslein, H. ([3]2010): Neuro-Rehabilitation. Ein Praxisbuch für interdisziplinäre Teams. Heidelberg: Springer.

Habermann, C. / Kolster, F. (Hrsg.) ([2]2008): Ergotherapie im Arbeitsfeld Neurologie. Stuttgart: Thieme.

Hacke, W. (Hrsg.) ([14]2016): Neurologie. Heidelberg: Springer.

Hautzinger, M. ([2]2018): Ratgeber Depression: Informationen für Betroffene und Angehörige. Göttingen: Hogrefe.

Hawikhorst, S. / Scheidgen, L. (2019): Autofahren nach Schlaganfall und weiteren neurologischen Erkrankungen. Praxisleitfaden für Ergotherapeuten und Ergotherapeutinnen. Idstein: Schulz-Kirchner.

Karnath, H. O. / Goldenberg, G. / Ziegler, W. (Hrsg.) (2014): Klinische Neuropsychologie. Kognitive Neurologie. Stuttgart: Thieme.

Niedeggen, M. / Jörgens, S. (2005): Visuelle Wahrnehmungsstörungen (Fortschritte der Neuropsychologie). Göttingen: Hogrefe.

Paul, Chr. ([2]1999): Reha-Sehtraining. Therapieleitfaden für Orthoptistinnen. Ravensburg: Praefcke.

Schiefer, U. / Wilhelm, H. / Zrenner, E. / Burk, A. ([2]2004): Praktische Neuroophthalmologie. Heidelberg: Kaden.

Schuntermann, M. F. F. ([4]2018): Einführung in die ICF. Grundkurs – Übungen – offene Fragen. Landsberg a. L.: ecomed.

Raum für Notizen:

Raum für Notizen:

Raum für Notizen:

Raum für Notizen:

Raum für Notizen:

Raum für Notizen:

Wir bringen Lernen in Bewegung!

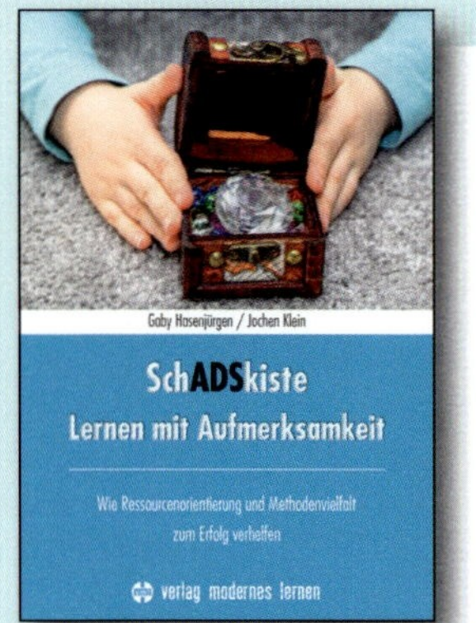

Gaby Hasenjürgen / Jochen Klein

SchADSkiste – Lernen mit Aufmerksamkeit

Wie Ressourcenorientierung und Methodenvielfalt zum Erfolg verhelfen

„Das Credo ‚Lernen mit Aufmerksamkeit' statt ‚Aufmerksamkeitsstörung' zieht sich wie ein roter Faden durch das Buch. Genau dieser Fokus und der Weg dahin werden Schritt für Schritt erläutert und mit anschaulichen Beispielen für die Praxis ergänzt. Dabei steht das Kind stets im Mittelpunkt, dient als Maßstab für den Weg und gibt das Tempo vor. Besonders gelungen finde ich die unzähligen praktisch dargestellten Methoden sowie Fallbeispiele, die zum Ausprobieren anregen und die aufzeigen, wie den betroffenen Kindern effektiv geholfen werden kann. Der fortwährende lösungsorientierte Blick ist sehr ansprechend und macht das Buch zu einer Lektüre, die im therapeutischen Prozess immer wieder zum Einsatz kommen und Inspiration bieten kann. Mit Hilfe des Buches werden LerntherapeutInnen ebenso wie ErgotherapeutInnen und Lehrkräfte ermutigt, sich eine Schatzkiste anzulegen, um sich aus dieser zur Förderung von Kindern mit ADS-Symptomatik und/oder Lernschwierigkeiten zu bedienen. Die Kinder werden dabei begleitet, den in ihnen schlummernden ‚Schatz' zu entdecken und zu heben." Lernen und Lernstörungen

304 S., 2-farbige Gestaltung, Format 16x23cm, Klappenbroschur, Alter: 9–17

ISBN 978-3-8080-0878-2 | Bestell-Nr. 5235 | 22,95 Euro

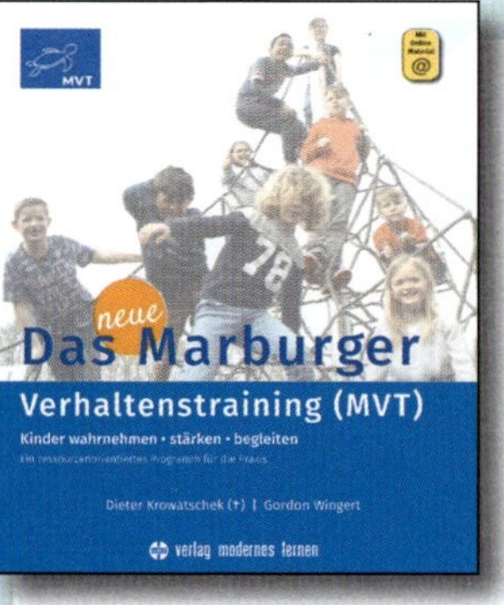

Dieter Krowatschek / Gordon Wingert

Das neue Marburger Verhaltenstraining (MVT)

Kinder wahrnehmen – stärken – begleiten – Ein ressourcenorientiertes Programm für die Praxis

„Gerade in der derzeitigen Coronapandemie können wir wohl mit einer Häufung von Verhaltens-auffälligkeiten im Kindes- und Jugendalter rechnen. Zu begründen ist dies mit der Isolierung der Betroffenen durch den immer stärker werdenden Lockdown. Negativ wirken sich in diesem Zusammenhang die massiven Kontaktbeschränkungen aus, die ein kind- und jugendgerechtes Leben nicht zulassen.
Fazit: Es ist richtig, wichtig und sehr gut mit dem MVT ein zuverlässiges Instrument in der Hand zu haben, mit welchem motorisch unruhige Kinder wahrgenommen, gestärkt und begleitet werden können. Das Ganze im schulischen Kontext zu sehen ist notwendig, weil, wie die Autoren selbst schreiben, Kinder und Jugendliche hier die meiste Lebenszeit verbringen. Mithilfe von Prinzipien des Umgangs miteinander und Regeln soll die Klasse zum Lernerfolg geführt werden." Dr. Carsten Rensinghoff, socialnet.de

6., völlig überarbeitete Auflage, 344 S., farbige Abb., viele Kopiervorlagen, Beigabe: Material zusätzlich als Download, Groß-Format DIN A4, im Ordner, Alter: 6–14

ISBN 978-3-8080-0846-1 | Bestell-Nr. 5234 | 40,00 Euro

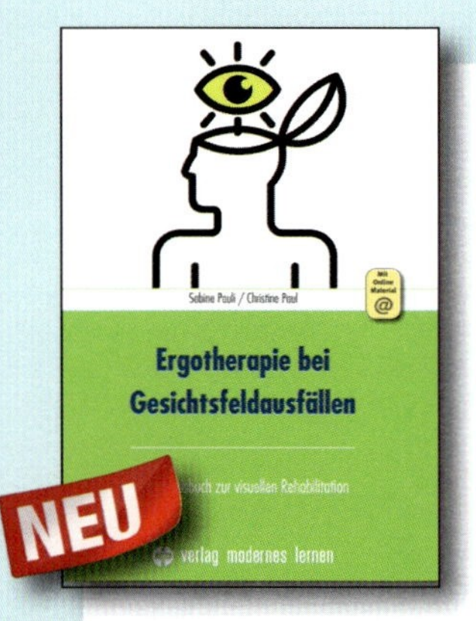

Sabine Pauli / Christine Paul

Ergotherapie bei Gesichtsfeldausfällen

Das Praxisbuch zur visuellen Rehabilitation

Neben einer ausführlichen Einführung in die theoretischen Grundlagen werden die verschiedenen Arten und Ausprägungen der Gesichtsfeldausfälle beschrieben und die unterschiedlichen Behandlungsmöglichkeiten aufgezeigt. Ein Anamnesebogen unterstützt die Erfassung der Krankengeschichte und des aktuellen Gesundheitszustandes des einzelnen Patienten. Ein wichtiger Teil des Buches enthält Informationen zur Beratung der Betroffenen in deren Alltag. Es werden konkrete Hinweise mit Abbildungen zur Gestaltung der Therapiesituation gegeben, um das bewusste Schauen und Suchen in Richtung des untüchtigen Sehfeldes zu trainieren. Der umfangreiche, praxisorientierte Therapieteil des Buches enthält eine Fülle von Übungen und Materialien und liefert vielfältige Anregungen zur Durchführung der Therapie.

2., durchgesehene Aufl. 2023, 200 S., farbige Abb., Beigabe: 115 Vorlagen zusätzlich als Download, Groß-Format DIN A4, Ringbindung, Alter ab 18

ISBN 978-3-8080-0933-8 | Bestell-Nr. 1618 | 29,95 Euro

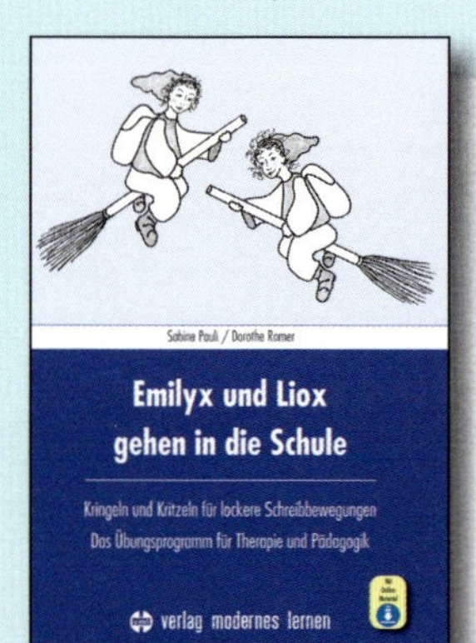

Sabine Pauli / Dorothe Romer

Emilyx und Liox gehen in die Schule

Kringeln und Kritzeln für lockere Schreibbewegungen
Das Übungsprogramm für Therapie und Pädagogik

Anhand einer kleinen Geschichte über die beiden Zaubererkinder Emilyx und Liox fördert das Programm lockere Schreibbewegungen bei Kindern im Alter von sechs bis zehn Jahren. Sinnvoll ist es für Fachkräfte, die das Schreibenlernen begleiten und mit Kindern arbeiten, die auch nach dem Abschluss des Schreiblernprozesses nicht locker, lesbar, ausdauernd oder schnell schreiben können oder sich verkrampfen. Lehrer*innen, Ergotherapeuten*innen, Legasthenie-Therapeuten*innen und auch Eltern können es mit einzelnen Kindern oder Gruppen durchführen. Unser Übungsprogramm trägt dazu bei, dass Kindern das Schreiben leicht fällt und im besten Fall Freude macht. Auf 63 Übungsblättern werden mit Stiften kleinräumige Formen und Muster in häufiger Wiederholung gezeichnet. Dieses „Kringeln und Kritzeln" fördert die Beweglichkeit der Finger bei der Stiftführung und ermöglicht, zunehmend lockere und dynamische Schreibbewegungen auszuführen, welche die Grundlage zum ausdauernden, unangestrengten Schreiben sind.

2022, 104 S. (davon 63 S. Vorlagen), Beigabe: Vorlagen zusätzlich als Download, Format DIN A4, Ringbindung, Alter: 7–10

ISBN 978-3-8080-0903-1 | Bestell-Nr. 1620 | 21,95 Euro

326/01-23

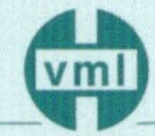
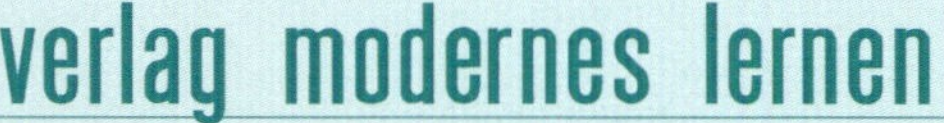

Praxisbücher von Prof. Dr. Erich Kasten

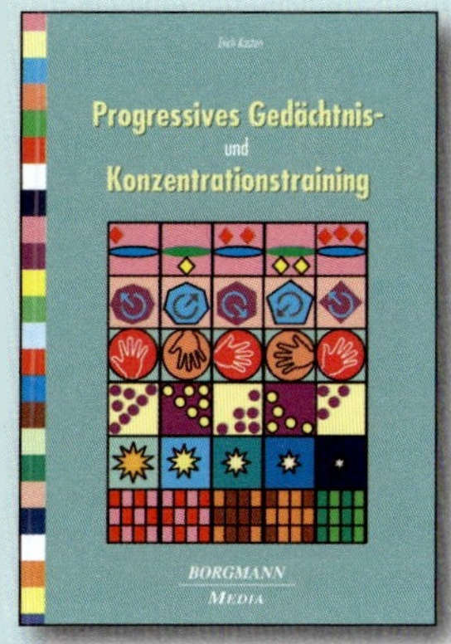

Erich Kasten

Progressives Gedächtnis- und Konzentrationstraining

Am Anfang des Bandes finden Sie einen Test, mit dem Sie prüfen können, ob Sie wirklich Schwierigkeiten des Behaltens haben. Das Buch erklärt dann, wie man Texte bearbeitet, die wichtigsten Informationen herausfiltert und wie man sich diese am besten einprägen kann.

In zehn Kapiteln werden anschließend kurze Artikel vorgelegt, die auf diese Weise bearbeitet werden sollen. Die Abfrage der Informationen wird durch eine riesige Fülle von Übungen verzögert, z.B. Konzentrationstrainings, Aufgaben zum Leseverständnis, freies Zeichnen, fehlende Buchstaben finden, Fehlersuche, Übungen zum logischen Denken, den Weg durch ein Labyrinth suchen, Aufgaben zur Rechtschreibung und zum Kopf- und Textaufgaben-Rechnen, Geheim-Code-Entziffern, Sätze ergänzen, Altgedächtnis prüfen und vieles andere mehr. Die Bearbeitung macht Spaß, der Übende lernt Gedächtnistechniken anzuwenden und merkt rasch, dass man Informationen auf diese Weise gut behalten kann. Die einzelnen Kapitel haben ansteigenden Schwierigkeitsgrad, sowohl bei den Merk- als auch bei den Konzentrationsübungen, und sind dadurch für nahezu alle Gruppen von Betroffenen gut geeignet.

3. Aufl. 2021, 232 S., Format 16x23cm, br, Alter: ab Jugendalter
ISBN 978-3-938187-61-6 | Bestell-Nr. 9412 | 17,90 Euro

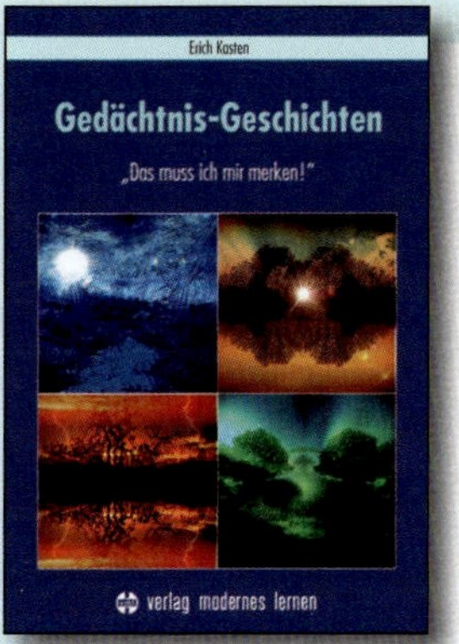

Erich Kasten

Gedächtnis-Geschichten

„Das muss ich mir merken!"

Aus Erfahrungen zu lernen ist nur möglich, indem wir das Erlebte in unserem Gehirn abspeichern, und ohne Gedächtnis könnten wir uns in dieser Welt weder zurecht finden, noch weiterentwickeln. Wir könnten uns kein neues Wissen merken, keine Termine im Kopf behalten und würden uns in derselben Umgebung jedes Mal wieder verirren.

Das Gedächtnis ist damit eine der wichtigsten Funktionen des menschlichen Verstandes. Dieses Buch fokussiert darauf, wie man Informationen aus Texten systematisch und schnell erfassen kann. Hierzu werden (überwiegend frei erfundene) Zeitungsartikel präsentiert, die der Leser durcharbeiten soll und deren Information dann über mehrere Übungsdurchgänge hinweg immer wieder abgefragt werden. Gepaart wird dieses Gedächtnistraining mit dazwischengesetzten Konzentrationsübungen, Denksportfragen und kreativen Aufgaben, so dass niemals Langeweile aufkommt.

256 S., Format 16x23cm, br, Alter: ab 15
ISBN 978-3-8080-0815-7 | Bestell-Nr. 5230 | 19,95 Euro

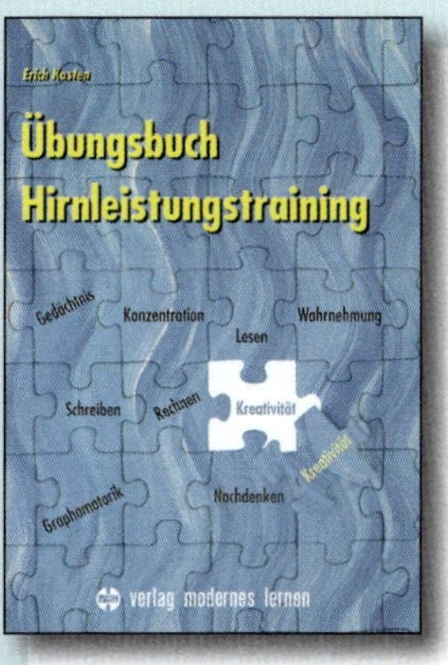

Erich Kasten

Übungsbuch Hirnleistungstraining

Hier finden Sie 137 abwechslungsreiche Übungen mit insgesamt zweitausend Einzelaufgaben, um ein gezieltes Hirnleistungstraining durchzuführen. Anhand von Symbolen im Inhaltsverzeichnis lassen die Übungen sich leicht bestimmten Schwerpunkten zuordnen, z.B.: Konzentration, Gedächtnis, Sprache, visuelle Wahrnehmung, Lesen, Textverständnis, Schreiben, Rechnen, Graphomotorik und Nachdenken. Innerhalb der einzelnen Übungsbereiche haben die Aufgaben meist ein ansteigendes Schwierigkeitsniveau, um das Leistungsvermögen stufenweise zu erhöhen. Viele der Aufgaben fördern auch die Kreativität des Übenden und machen richtig Spaß. Ein Hirnleistungstraining mit diesem Buch wird für Jung und Alt nicht zur langweiligen Pflichtübung, sondern zur interessanten Herausforderung, an der man eigene Fähigkeiten messen und trainieren kann. Durch die große Fülle unterschiedlichster Übungen eignet das Buch sich ebenso zur Erhöhung der Konzentration bei lernschwachen Schülern, zur Behandlung von Patienten mit Leistungseinbußen nach einer Hirnschädigung wie auch zur Anregung für ältere Menschen und alle anderen, die sich geistig fit halten wollen.

8., aktualisierte Auflage 2020, 240 Seiten, 16x23cm, br, Alter: ab 18
ISBN 978-3-8080-0842-3 | Bestell-Nr. 8552 | 17,50 Euro

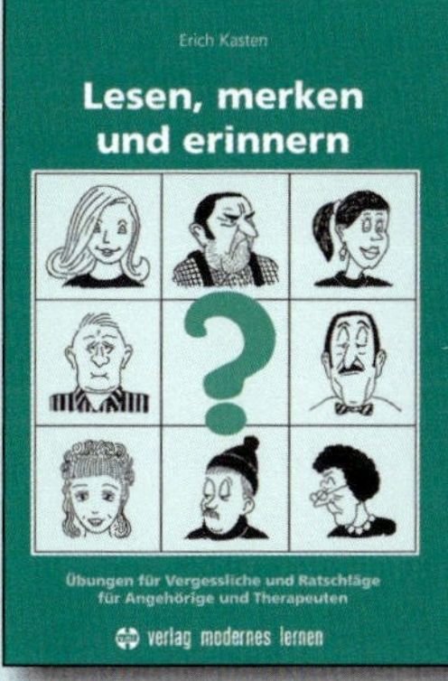

Erich Kasten

Lesen, merken und erinnern

Übungen für Vergessliche und Ratschläge für Angehörige und Therapeuten

„Das anschaulich geschriebene Arbeitsbuch über die Therapie von Störungen des Mittelzeitgedächtnisses bietet über 70 erwachsenengerechte Aufgaben für lese- und schreibfähige Patienten. Dabei gibt es acht verschiedene Aufgabentypen, wie Wortlisten merken, Zeitungsartikel lesen und wiedergeben oder Einkäufe per Liste erledigen. Durch die verschiedenen Aufgabentypen können gleichermaßen unterschiedliche Gedächtnisstrategien vermittelt, aber auch dem Lerntyp entsprechende Varianten beim Assoziieren ausfindig gemacht werden. Zu Beginn eines jeden Kapitels werden dem Leser die betreffenden Strategien dargestellt, die bei den dann folgenden 10 Aufgaben des gleichen Typs verwendet werden können. Der Übungsteil ist auch als Eigenprogramm und Therapiematerial für Kleingruppen verwendbar. Das Buch ist allen Vergesslichen sowie deren Angehörigen und Therapeuten, die gerne mit Papier und Bleistift arbeiten, statt am Bildschirm zu sitzen, sehr zu empfehlen." Kirsten Minkwitz, Ergotherapie & Rehabilitation

„Ich empfehle das Buch Menschen jeden Alters, die einfach mal etwas für ihr Gedächtnis tun möchten, ohne größere Einschränkungen zu haben. Es gibt dem Leser die Möglichkeit, in seiner eigenen Geschwindigkeit ein strukturiertes Training zu absolvieren." Natali Mallek, www.mal-alt-werden.de

7. Aufl. 2021, 192 S., durchgehend illustriert, Format 16x23cm, br, Alter: ab 13 | **ISBN 978-3-86145-332-1 | Bestell-Nr. 8533 | 15,30 Euro**

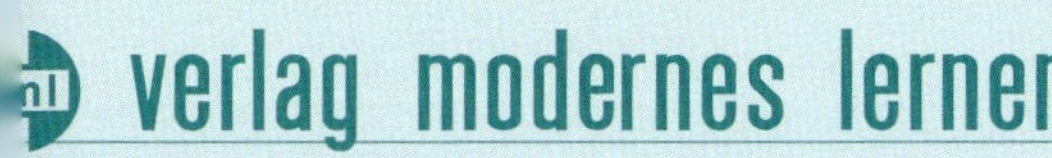

Schleefstraße 14, D-44287 Dortmund
Telefon 02 31 12 80 08, Fax 02 31 12 56 40
E-Mail: info@verlag-modernes-lernen.de
Leseproben und Bestellen im Internet: www.verlag-modernes-lernen.de